JN241847

私にとって の "Choosing Wisely"

医学生・研修医・若手医師の "モヤモヤ" から

    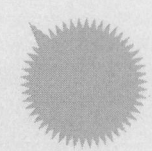

編著

荘子万能
（Choosing Wisely Japan）

小泉俊三
（Choosing Wisely Japan代表）

著

**Choosing Wisely Japan
Student Committee**

 Kinpodo

序 文

　Choosing Wiselyは、「正しい」キャンペーンである。もしかすると、ときに「正しすぎる」のかもしれない。過剰医療の適正化、患者と医療者の対話を促進する、患者にとって最善の医療選択を目指す、どれも理想的には大切であることは疑う余地がない。では、何が過剰なのか？　どこに線があるのか？　適正化とはどのような状態か？　対話とは何か？　何が対話を進めるのか？　何が対話を阻むのか？　それぞれにとっての最善とは何か？…　実践に際しては、数多の現実的な問いが生まれてくる。そうした問いに一つひとつ向き合うことではじめて、この概念は世に普及し、実装されていくことになる。理想の押し付けでもなく、現実からの諦めでもなく、理想と現実の間を繋ぐにはどうすればよいだろうか。

　私は、ここに、一般市民でもなく患者でもなく、（経験豊富な）医師・医療者ではない間の存在である、医学生・研修医の可能性があると信じている。医学生から研修医は、現場の現実にさらされながら医学部で学んだ理想を実践している世代である。研修医は特に、学んできたことと目の前で実践されていることのギャップから、葛藤し、モヤモヤを抱えることが多い。この葛藤やモヤモヤこそ、理想と現実の間を繋ぐ手がかりになるのではないだろうか。

　今回、Choosing Wisely Student Committeeに所属する医学生・研修医・若手医師に、自分たちの葛藤やモヤモヤの体験を紐解き、Choosing Wiselyの概念に照らしてケースとコラムを書いていただいた。医学生や研修医が物を言いやすい現場ばかりではない中で、勇気を持って書き記してくださった皆さんには、深い感謝と尊敬の念が尽きない。どれも生の現場と想いが詰まった珠玉の一稿である。また、ケースにコメントを寄せてくださり、後押しをしてくださった指導医の先生方にも格別の感謝を申し上げたい。この本が読んでくださる皆さんにとって、「私にとってのChoosing Wisely」を考え始めるきっかけの一端を担えれば、この上ない幸せである。

2019年11月　ベルリンにて　荘子 万能

本書の刊行に至る経緯

　Choosing Wisely キャンペーンは2012年に北米で始動したが、2013年末に「Choosing Wisely in Japan —Less is More—」をテーマにジェネラリスト教育コンソーシアムが名古屋で開催されたのを皮切りに、多くの方々のサポートを受けてわが国でも急速に広がり、2016年10月の「Choosing Wisely Japan（CWJ）」設立に繋がった。

　北米とは異なり、「医療の質・安全学会」や「日本医療機能評価機構」などの全面的な支援を受けたことも大きかったが、何よりも、患者・市民の声を代表する熱心な医療ジャーナリストの参画を得たこと、また、当初から"Choosing Wisely"の考え方に共鳴して熱心な活動を展開していた医学生グループの存在がCWJが急速に存在感を示す原動力となった。

　世界的にも Choosing Wisely Canada の STARS（Students and Trainees Advocating for Resource Stewardship）の活動が注目されているが、CWJの Student Committee（「学生委員会」）は、全国の医科大学を行脚する活動などを通じて医学生や研修医、若手医師の間に全国的ネットワークを形成しているだけでなく、卒前・卒後の臨床教育の在り方について鋭い問題提起を行ってきた。

　今回、"Choosing Wisely" についての書籍出版が提案されたとき、真っ先に脳裏に浮かんだのは、このエネルギッシュな「学生委員会」の皆さんに、自分たちの体験・思い・疑問・抱負を率直に語ってもらうことであった。本書は、このような経緯を経て編纂されたのであるが、若手の、時には"青い"意見表明に対して、的確なコメントをお寄せいただき、本書のテーマである「過剰医療」の議論に深みを与えていただいた指導医の先生方には、編者の一人として深甚の謝意を表したい。

　本書が、過剰医療、更には過剰診断（over-diagnosis）にまつわる現代的課題について、特定の見解を押し付ける成書ではなく、自由闊達な議論のきっかけとして多くの読者に読んでいただけることを期待している。

2019年11月　小泉　俊三

目 次

第1章
賢い医療の選択
"Choosing Wisely キャンペーン" とは何か?

第2章
医学生・研修医の体験から〜 Case & Essay 〜

執筆者一覧

編著者

荘子万能　Choosing Wisely Japan

小泉俊三　Choosing Wisely Japan 代表

著者

Choosing Wisely Japan Student Committee

■CASE執筆者（50音順）

相庭昌之（市立函館病院　初期研修医）·· CASE 16

池尻達紀（杉田玄白記念公立小浜病院　初期研修医）··························· CASE 1

礒田 翔（名古屋第二赤十字病院　総合内科　後期研修医）················ CASE 2

大川隆一朗（国保総合旭中央病院　産婦人科プログラム　初期研修医）··· CASE 9

大塚勇輝（岡山大学病院　卒後臨床研修センター　初期研修医）········· CASE 6

加瀬早織（東京医科歯科大学医学部附属病院　初期研修医）················ CASE 25

北村昂己（関東労災病院　初期研修医）··· CASE 21

近藤敬太（藤田医科大学　総合診療プログラム　家庭医療専門医）······· CASE 19

白髭知之（長崎大学病院　初期研修医）··· CASE 22

髙橋佑輔（天理よろづ相談所病院　初期研修医）·································· CASE 7

玉城駿介（公立病院［兵庫県］　初期研修医）······································ CASE 18

寺田悠里子（手稲渓仁会病院　初期研修医）··· CASE 3

豊田那智（自治医科大学卒後2年目）··· CASE 17

西織浩信（千葉大学医学部附属病院　心臓血管外科　後期研修医）······· CASE 4

西澤俊紀（聖路加国際病院　総合診療／家庭医療コース　後期研修医）··· CASE 14

野崎晃平（総合病院 旭中央病院　初期研修医）··································· CASE 23

華岡晃生（公益社団法人石川勤労者医療協会 城北病院　初期研修医）··· CASE 20

福井隆彦（豊橋市民病院　初期研修医）··· CASE 15

福元進太郎（総合病院 南生協病院　内科　後期研修医）······················ CASE 8

藤田佳奈（岡山大学医学部医学科6年）·· CASE 5

古川由己（総合病院 南生協病院　初期研修医）··································· CASE 10

前田広太郎（兵庫県立尼崎総合医療センター　腎臓内科　後期研修医）··· CASE 11

水谷 肇（大阪市立大学医学部附属病院　初期研修医）······················ CASE 13

宮島 徹（北海道大学病院　血液内科　後期研修医）·························· CASE 12

渡辺真子（草津総合病院　初期研修医）··· CASE 24

■ESSAY執筆者（50音順）

稲葉哲士（京都府立医科大学医学部医学科6年）·································· ESSAY 21

浦田恵里（大阪医科大学医学部医学科6年）··· ESSAY 17

大池麻衣（旭川医科大学医学部医学科4年）··· ESSAY 13

織部峻太郎（東北大学医学部4年）·· ESSAY 2

金原加苗（岡山大学薬学部薬学科6年）·· ESSAY 6

小林 遼（国立精神・神経医療研究センター　精神科　後期研修医／青年団演出部）··· ESSAY 4

佐々木周（総合病院 南生協病院　初期研修医）··································· ESSAY 23

重堂多恵（旭川医科大学医学部医学科5年）··· ESSAY 16

執筆協力者（50音順）
CASE「先輩医師はこう考える」

賢い医療の選択
"Choosing Wisely キャンペーン"
とは何か？

Choosing Wisely キャンペーンは、ムダな医療に着目し、患者にとって最善の医療を選択できるように、患者・家族と共に熟慮することを勧める医療界主導の世界的な運動である。特に、EBM と医療プロフェッショナリズムに立脚することを通じて、「何かをすること」に傾きがちな今日の医療界に一石を投じ、21 世紀の持続可能な医療のあり方を問う未来志向の啓発活動でもある。

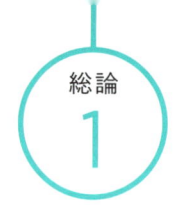

Choosing Wiselyキャンペーンは
どのように始まり、世界に広がったのか?

小泉 俊三（Choosing Wisely Japan代表）

Key Point

- Choosing Wiselyキャンペーンは、米国内科専門医機構財団（ABIMF）のイニシアティブで2012年に発足し、世界的に広がりを見せている。その背景には、今日、先進国で共通して見られる過剰診断や過剰医療への懸念がある

- キャンペーンの主旨は、診療現場で日常的に広く行われている検査や治療の有用性（"益"）と"害"について、"一度、立ち止まって考え直し"、医療職と患者・家族が共に"熟慮"することを通じて"賢明な選択"に至ること（SDM：共同意思決定）を目指している

- 米国では、約80の医学系専門学会が各領域で特に問題とすべき5つの過剰な診療行為を「5つのリスト」として根拠文献とともに提唱したが、これは、1980年代以降提唱されてきたEBM（根拠に基づく医療）を今日の文脈で実践することに他ならない

- 一方、Choosing Wiselyキャンペーンのルーツは、2002年に米欧で同時に公表された「新ミレニアムにおける医のプロフェッショナリズム―医師憲章」にあり、持続可能な医療システム構築のためにも、新時代に相応しい医療職のプロフェッショナリズムが問われている

はじめに

　日本で初めて "Choosing Wisely" をキーワードとした医師の集まりが開催されたのは2013年12月7日のことである。徳田安春医師が世話人となって「ジェネラリスト教育コンソーシアム」の第5回研究会が国立病院機構名古屋

医療センターで開催されたが、この時のテーマが、「Choosing Wisely in Japan —Less is More—」であった。午前中は座談会、午後はレクチャーとワークショップの形式で、過剰医療をめぐる問題についてさまざまの側面から熱く語り合ったことが思い出される（この時の記録は、2014年5月に『あなたの医療、ほんとはやり過ぎ？—過ぎたるはなお及ばざるがごとし Choosing Wisely in Japan —Less is More—：ジェネラリスト教育コンソーシアム Vol.5』としてカイ書林より刊行されている）。

　このようなかたちで、本格的にわが国に紹介され始めたChoosing Wiselyキャンペーンであるが、北米で始まったのはその1年前（2012年）、そのルーツとされている「新ミレニアムにおける医のプロフェッショナリズム—医師憲章（ミレニアム医師憲章）」が米欧で同時公開されたのが2002年である。以下、Choosing Wiselyキャンペーンが発足し、急速に世界に広がった経緯を手短に紹介する。

Choosing Wiselyというフレーズは、いつ、どこで登場したのか？

　2011年3月、フィラデルフィアに本部のある米国内科専門医機構財団（American Board of internal Medicine "ABIM" Foundation）は、医師にも患者にも共に医療資源を賢明に使う（wise use）ことを勧める試みについてプレスリリースを発出した。過剰ないしは不適切な医療資源の使用について医療界と社会を啓発するこの取り組みは、この時、初めて "Choosing Wisely" と名付けられた。

　これを受けて、上記の「ミレニアム医師憲章」を実践に移そうと毎年夏に開催されていたABIMフォーラムは、2011年7月、「Choosing Wisely: The Responsibility of Physicians, Patients and the Health Care Community in Building a Sustainable System」（「賢明な選択：持続可能なシステムを構築するための医師、患者、医療界の責務」）をテーマとして開催された（**図1**）。同年12月には、翌2012年4月に9学会※)が策定した後述の「5つのリスト」とともにChoosing Wiselyキャンペーンが発足する旨アナウンスされた。続く2012年夏のフォーラムでも「Choosing Wisely in an Era of Limited Resources」（「資源が限られた時代における賢明な選択」）がテーマとされ、"Choosing

Wisely"というフレーズを軸としたキャンペーンが本格的な広がりを見せ始めた。

※) 米国アレルギー・喘息・免疫学会、米国家庭医療学会、米国心臓学会、米国内科学会、米国放射線学会、米国消化器学会、米国臨床腫瘍学会、米国腎臓学会、米国核心臓学会の9学会

第1章　賢い医療の選択 "Choosing Wiselyキャンペーン" とは何か?

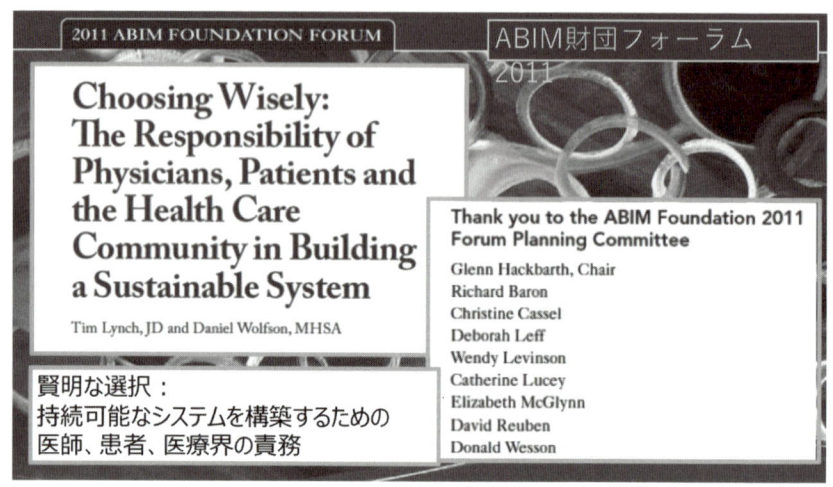

図1　ABIM財団主催のフォーラム（主題と企画委員）
Choosing Wiselyというキーワードは、2011年7月、ABIM財団フォーラムのテーマとして初めて使われた。

「5つのリスト」(Top Five List)を列挙する試みは、どのように始まったのか?

　2012年に発足したChoosing wiselyキャンペーンは、9学会から始まり、2、3年のうちに全米のほとんどの臨床系の専門学会に広がった「5つのリスト」（Top Five List）を提示したことで大きな注目を浴びたが、このリスト作成の試みは、どのように始まったのであろうか?

　その経緯を辿ると、2009年に発足したNational Physicians Alliance（NPA：全米医師アライアンス）のプロジェクトに行きつく。NPAも「ミレニアム医師憲章」に触発されて設立された団体であるが、当初この試みは、「医療における良きスチュワードシップを推進する"Promoting Good Stewardship in Medicine"のためのプロジェクト」と名付けられ、医学教育で有名なStephen

R. Smith医師（Brown大学、家庭医療学）のリーダーシップのもと、米国内科学会・家庭医療学会・小児科学会の3学会からそれぞれ5名が参加してワーキンググループを結成することから始まった。ワーキンググループでは、日頃実施されているにもかかわらず必要とは思われない主な診療行為を、「あなたが、あなた自身の診療の中で出来る5つのこと "5 Things You Can Do in Your Practice"」として公表した（**表1**）。

表1 医療における良きスチュワードシップを推進するためのプロジェクトの「5つのリスト」（NPA）

No.	家庭医療科	内科	小児科
1	腰痛に対する6週間以内の画像検査は要注意徴候がない限り不要）	腰痛に対する6週間以内の画像検査は要注意徴候がない限り、不要	溶連菌陽性でない咽頭炎に抗菌薬は不要
2	軽～中等症の副鼻腔炎に対する抗菌薬は不要	無症候・健常な成人に血液化学のセット検査は行わない	意識消失のない頭部外傷例では画像検査は不要
3	無症候・低リスク者にECGスクリーニングは不要	無症候・低リスク者にECGスクリーニングは不要	滲出性中耳炎症例を早期に専門医に紹介しない
4	21歳以下・子宮摘除後のPapスメア検査は不要	スタチンは後発品から開始すること	咳止め・風邪薬を使わないように指導する
5	65歳以下の女性／70歳以下の男性：DEXA検査は不要	65歳以下の女性・70歳以下の男性：DEXA検査は不要	喘息の管理にはステロイド吸入薬を適正に使用する

「あなたが、あなた自身の診療の中で出来る5つのこと "5 Things You Can Do in Your Practice"」（National Physicians Alliance：NPA）

「新ミレニアムにおける医のプロフェッショナリズム──医師憲章」とはどのような文書か？

ここで、Choosing Wiselyキャンペーンのルーツとなった「新ミレニアムにおける医のプロフェッショナリズム：医師憲章（Medical Professionalism in the New Millennium：A Physician Charter）」（ミレニアム医師憲章）について触れておく。

この医師憲章は、米国内科学会（American College of Physicians：ACP）、

米国内科専門医機構（ABIM）財団、欧州内科連合のイニシアティブで、2002年、米国と欧州で同時に公表され、大きな反響を呼んだ。市場原理によるドラスティックな医療改革が急速に進んだ1990年代、行き過ぎたマネージド・ケア（管理医療）が米国民の怨嗟の的となる中で、医療の本来の姿が見失われつつあるのではないかとの危機感から、米欧の医療界のリーダーによって起草された文書である。

　その前文には、危機に瀕した医療プロフェッショナリズムを擁護する立場から、有志が集まって検討を重ねた経緯が記されている。本文は、①患者の福利、②患者の自律、そして③社会的公正からなる3つの基本原理と10項目の責務で構成されているが、責務の7番目に掲げられているのが「有限の医療資源の適正配置に関する責務」である（**図2**）。

　当初は、移植医療や血液透析など、限られた患者しか受けることのできない高度の医療技術を、いかに公正に提供するかを問う項目であったが、その後、「無駄の回避」もこの項目の重要な内容と見なされるようになった※)。

※) H Brody, From an Ethics of Rationing to an Ethics of Waste Avoidance（割当・配給制から「無駄の回避へ」）N Engl J Med 2012; 366: 1949-1951.（ACP日本支部翻訳project訳）

①基本的原則3	②プロフェッショナルとしての一連の責務10
1. 患者の福利優先 2. 患者の自律性 3. 社会正義（公正性）	1. プロフェッショナルとしての能力に関する責務 2. 患者に対して正直である責務 3. 患者情報を守秘する責務 4. 患者との適切な関係を維持する責務 5. 医療の質を向上させる責務 6. 医療へのアクセスを向上させる責務 7. **有限の医療資源の適正配置に関する責務** 8. 科学的な知識に関する責務（科学的根拠に基づいた医療を行う責務） 9. 利害衝突に適切に対処して信頼を維持する責務 10. プロフェッショナル（専門職）の責任を果たす責務

図2　「新ミレニアムにおける医のプロフェッショナリズム―医師憲章」の基本原理と責務
2002年に公表されたこの医師憲章は、前文、基本原理（3項目）、医師の責務（10項目）から成っているが、責務の第7番目に「有限の医療資源の適正配置に関する責務」が掲げられている。

出典：認定内科専門医会プロフェッショナリズム委員会，日本内科専門医会誌 2006 Feb; 18 (1): 45-57.

ABIM財団によると、現在、この医師憲章は世界中の130以上の学術団体によって承認され、日本語訳も含めて12ヵ国語に翻訳され、約10万部のコピーが配布されている。また、この医師憲章が公表されて以来、プロフェッショナリズムを扱った医学論文は約3倍に増え、年間300論文を数えるに至っている。

Howard Brody博士による
New England Journal of Medicine誌上での呼びかけ

　一方、2010年、テキサス大学の臨床倫理学者Howard Brody博士は「医療改革における医療界の倫理的責任―上位5つのリスト（Medicine's Ethical Responsibility for Health Care Reform ―The Top Five List)」と題した記事を寄稿し[1]、NPAにおける3学会の取り組みを念頭に、米国の各専門学会に宛てて、"高騰する医療費が医療改革の障害となっているとき、医師の職能団体には、自らの収入減をもたらすかも知れないことも提言する倫理的責務がある"として、各専門領域で"医師、患者双方にとって問い直すべき5つのこと（"Five Things Physicians and Patients Should Question"）、すなわち、相対的に臨床的意義の低い5つの診療行為（「5つのリスト」)"を列挙することを呼び掛けたのである。

　この記事の中で、Brody博士は、変形性膝関節症に対する関節鏡手術や放射線被曝のリスクを伴うCT検査を例に挙げて、"それぞれの専門学会の会員が頻回に指示する「診断のための検査」や「治療」のうち、最も高価で、かつ、これらが常用されている患者群に対して有益でないとのエビデンスがすでに示されている「5つ」の診療行為、言いかえると、それぞれの専門領域において、患者が医療の恩恵を受ける機会を奪わずに、最も手早く医療費を節約するための"処方箋"ともいうべき「診療行為」"をリストアップすることを求めた。またリストの作成に当たっては、専門学会に対して具体的な"注文"をつけている（**表2**）。

　また、当時から、エビデンスが十分でないことを理由に有効性比較研究（CER）の結果を待つべきであるとの反対意見があることも想定して、すで

表2　5つのリスト（診療行為）作成にあたって Brody 博士が専門学会に示した具体的な注文

1	それぞれの専門学会が、ただちに学会内で最も優秀な調査メンバーを任命して、「5つのリスト」を策定すべきである
2	メンバーには、生物統計学者、医療政策学、EBMの専門家を含めるべきである
3	いったん、「5つのリスト」について合意できれば、できるだけ早く会員を啓発するための具体的な方策も示すべきである
4	都合の良い "抜け道" ではなく、学会の真剣さを示すリストが望まれる、など

に明らかとなっている少数の診療行為だけでもリストアップすることから出発すべきであると、緊急にアクションを起こすことの重要性を強調している。

　そして、この呼び掛けを実際に担ったのが "Choosing Wisely" と名付けられたABIM財団のキャンペーン活動であった。2、3年のうちに大部分の専門学会から各領域の「5つのリスト」が寄せられ、がぜん注目されるに至ったのは上述のごとくである。2019年5月現在、全米の80以上の専門学会から計550以上のリストが根拠文献とともに提供されていて、Choosing Wisely のホームページ上で閲覧・ダウンロード（無料）できる[※]（**図3**）。また、検査の有用性とリスクなどについての患者説明用パンフレット、臨床場面を再現した動画なども提供されている（Choosing Wisely：http://www.choosingwisely.org）。ACPからも、医療職を対象に、"High Value Care"（高価値医療）

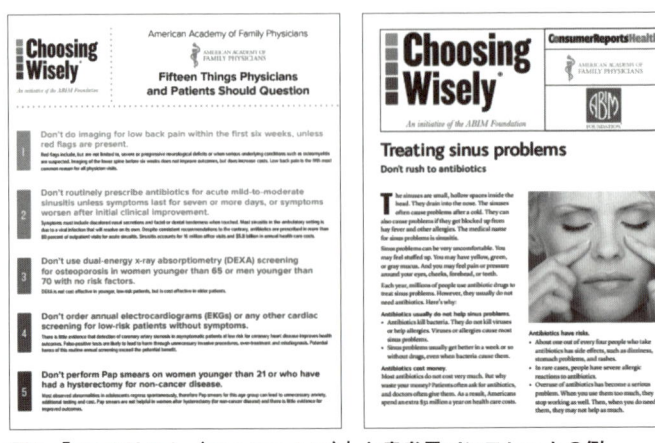

図3　「5つのリスト（Top Five List）」と患者用パンフレットの例

の表題のもと、同様の情報や教材が提供されている（https://www.acponline.org/clinical-information/high-value-care）。

今日、キャンペーン発足以来、約7年が経過した米国では、リストや教材だけでなく、すでに多くの成功事例がホームページ上で紹介されている（http://www.choosingwisely.org/success-stories/）。

※）このリストの日本語訳は、近く、Choosing Wisely Japan のホームページ上で公開予定である。

"Choosing Wisely"キャンペーンの立脚点について

私たちの日常診療を振り返ってみても、メディアやインターネットから得た玉石混交の健康情報や知人からの口コミ情報に基づいて医療に過度の期待を抱き、過剰な医療を求めて来院する患者は少なくない。一方、医師の側としても得られる情報は得ておきたいし、何かできることはしておきたいと思う。医療訴訟も気がかりであり、出来高払い制のもとでは多くの検査や手技・手術を実施するほうが医療機関や医師にとって経済的メリットがある。そして何よりもこれまでの診療スタイルを急に変えることは難しい。

このような患者側も医療提供側も過剰な医療に傾きがちになる現状を前にして、"いったん立ち止まって考え直そう"と、現場の医師に、適正な医療に関するプロフェッショナルとしての「省察」を促すのが、Choosing Wisely キャンペーンの医療職に対する基本的なアプローチである。これは、このキャンペーンが、上述の「ミレニアム医師憲章」に由来することからも当然であるが、今日の複雑な医療環境の中で、自らの信念に基づく診療姿勢を保つことは容易でない、との声がただちに返って来そうである。しかし、それでもなお、医療のあるべき姿を見失いたくはない、との思いはほとんどの臨床医に共通しているのではなかろうか。

これは、医師個人レベルの職業倫理とでもいうべき規範であるが、近年、プロフェッショナリズム概念自体にも大きな変化がみられる。従来は、生得的に個人に備わっている資質と捉えられることが多かったが、現在では、個人にとどまらずチームのプロフェッショナリズム、部門のプロフェッショナリズム、機関（病院）のプロフェッショナリズム、より包括的には専門職能

団体（プロフェッション）のプロフェッショナリズムというふうに多くのレベルでプロフェッショナリズムが問われており、かつ診療実践を重ねる中で修得可能である、とされている[2]。

　また、Choosing Wiselyキャンペーンは、患者との対話の中で医療職として推奨すべき医療内容の参照点を、「5つのリスト」というかたちでEBM（Evidence-Based Medicine：根拠に基づく医療）に置いているのが特徴である。言い換えると1980年代に提唱されたEBMをその原点に立ち返って実践しようとする運動として捉えることもできる。今から30年以上前、McMaster大学のDavid Sackett教授（1934～2015）は、患者を目の前にして、①文献的エビデンス、②患者の価値観、③現場の制約の3つを勘案して臨床判断を行うことを提唱し、疫学的アプローチと臨床実践を結びつける臨床疫学という新しい分野を提唱した。この考え方は、後にEBM（根拠に基づく医療）として世界的に普及したが、Choosing Wiselyキャンペーンは、このEBMを今日の診療環境の中で活かす試みといえよう。

　中でも、従来、Evidence-Practice Gapといえば、"エビデンスがあるのに現場で実施されていない"こと（過少医療）に焦点が当てられがちであったのに対して、"エビデンスがないのに慣習的に実施されている"（過剰な）診療行為についても、"いったん立ち止まって考え直そう"というのが、Choosing Wiselyキャンペーンの新しい着眼点である。

　一方、医療への過剰な期待や医療に対する過度の不信感がしばしばみられる患者・家族、市民に対しては、患者が、自ら受けたい、あるいは受けたくないと思っている医療について、患者自身が、いったん立ち止まって考え直す機会を提供し、医療の有効性とその限界や危険性についてのバランスの取れた賢明な選択に至るようにサポートすること、すなわち患者にとって有益であり、弊害が最も少ない医療についての対話を促進し、診療上の意思決定の共有を目指すこと（Shared Decision Making：SDM）が基本である。これには、医療職と患者との良好なコミュニケーションが前提となるが、以上をまとめると、Choosing Wiselyキャンペーンの立脚点は**表3**で示す2点に要約できる。

表3　Choosing wisely キャンペーンの立脚点

1	医療職にはプロフェッショナリズムに基づいた臨床判断を、患者・市民には医療の有効性と不確実性についてのバランスの取れた態度を、そして双方の真摯な対話と熟慮、共同意思決定を求めること
2	専門学会から提示された「5つのリスト」自体が有効性に乏しい診療行為に関するエビデンス集となっていることをふまえ、EBMの原点に立ち返り、持続可能な医療システムを見据えたEBMの実践を目指すこと

Choosing Wisely キャンペーンを推進するにあたっての基本原則

　Choosing Wisely キャンペーンを推進するにあたっての基本的な原則を示す（**表4**）。これらの原則の中でも、特に、このキャンペーンが医療職能団体（プロフェッション）主導であり、行政や医療費支払い団体の医療費削減政策とはその考え方が異なることを強調しておく必要がある。

　医療費の高騰が危機的状況にある今日、コストの問題を避けて通ることはできないとしても、キャンペーンの主眼点が患者自身にとっての「益」を増やし、「害」を少なくするところにあることは、医療現場におけるコミュニケーションの向上を目指すこのキャンペーンの本旨からも、患者・家族との対

表4　Choosing Wisely キャンペーンの基本原則

	基本原則	内容
1	医師主導	医師の組織や専門職能団体が、プロフェッショナリズムを向上させる取り組みとして "Choosing Wisely" キャンペーンを主導する。このことによって、このキャンペーンが政府やその他の医療団体による医療費削減や規制のために使われないようにもできる
2	患者中心	このキャンペーンの核心は共同意思決定にあり、その過程で臨床家と患者が検査や治療が本当に必要か否かついて討論することである
3	EBMに準拠	推奨（「5つのリスト」）には、常用されている検査や治療が患者に害を為すかも知れず、益をもたらさないことについてのエビデンスを引用する必要がある。このことは、医師と患者が互いに信頼するうえで必須である
4	多職種協働	医師は、このキャンペーンにパートナーとして参画するその他の医療職と協働してケアを提供する
5	透明性	推奨（「5つのリスト」）を作成する過程では、潜在的な利益相反を避けるために透明性を確保する必要がある

出典：Levinson W, et al. 'Choosing Wisely': a growing international campaign. BMJ Qual Saf. 2014; 24: 167-174.

話の中で繰り返し確認しておきたい要点である。

　さらに、良心的な医師の取り組みとして始まった Choosing Wisely キャンペーンではあるが、今後は、医療を提供する多くの専門職の協働によって展開すべきである。

　たとえば、高齢者に対する多剤処方（polypharmacy）の課題では薬剤師の役割が、画像診断や検査の領域では診療放射線技師や臨床検査技師の役割が大きい。また、患者の思いや療養上のニーズを知悉した看護師の存在も大きい。

Choosing Wisely キャンペーンの国際的な広がり

　米国の Choosing Wisely キャンペーンは2012年に発足したが、"Choosing Wisely Canada" 代表の Wendy Levinson 教授（トロント大学内科学講座主任）の呼び掛けで、2014年6月、1回 Choosing Wisely 国際円卓会議がアムステルダムで開催され、Choosing Wisely キャンペーンが国際化する第一歩となった。日本を含むカナダ、アメリカ、イギリス、オランダ、デンマーク、ドイツ、イタリア、オーストラリア、ニュージーランドの計10ヵ国から代表20名が参加したが、その後、ロンドン、ローマ、アムステルダム、チューリッヒの順で毎年開催されている。OECD（Organisation for Economic Co-operation and Development）、Commonwealth Fund、世界銀行、ISQua（国際医療の質学会）、Cochrane 共同計画からの参加も得て、活発な討論が繰り広げられている（討論の過程で練り上げられた世界の「トップ10リスト」を**表5**に示す）。25ヵ国から50名の参加があった第5回（2018年）の会議では、新たに「普及と実践」科学（Dissemination and Implementation Science）が重点的に取り上げられた。

　一方、東アジアでは、わが国の動向に触発されて、2015年1月、韓国における甲状腺がん過剰診断の現状を N Engl J Med 誌に報告した高麗大学大学院 Ahn 教授の主導で「"Choosing Wisely Korea" 国際シンポジウム」がソウルで開催された。2018年には Choosing Wisely Taiwan が発足し、2019年に台北で国際シンポジウムが開催された。

表5 Choosing Wisely International の推奨「トップ10リスト」

1	レッドフラッグサインがない限り、発症後6週間以内の背部痛に対して画像検査をしないこと
2	症状が7日以上続く、もしくは発症後の症状の増悪がない限り、軽度〜中等度の急性副鼻腔炎に対してルーチンで抗菌薬を処方しないこと
3	高齢者の不眠、興奮、せん妄の第一選択としてベンゾジアゼピンもしくは他の鎮静・睡眠薬を使用しないこと
4	胃腸症状に対してプロトンポンプ阻害薬（PPI）を少なくとも年に1回の中止もしくは減量の試みなしに長期間投与しないこと
5	ハイリスクマーカーが存在しない限り、心臓由来の症状がない患者の初期評価において、負荷心臓画像検査や非侵襲的画像検査を施行しないこと
6	認知症の精神・行動症状の治療の第一選択として抗精神病薬を使用しないこと
7	低リスクの外科的処置の前に定例の術前検査を行なわないこと
8	特有の尿路症状がない限り、高齢者の細菌尿に抗菌薬を使用しないこと
9	重症ではない患者のモニタリング、利便性、失禁管理を目的に尿道カテーテルを挿入、留置をしないこと
10	無症候性の患者の定期的なフォローアップとして毎年の負荷心臓画像検査を行わないこと

わが国におけるキャンペーンの展開：
Choosing Wisely Japan の発足

　冒頭に述べたように、徳田安春医師の責任編集による書籍の出版が[3]わが国における Choosing Wisely キャンペーンの事実上の出発点となったが、その後、メディアを通じた啓発と広報が進み、2015年4月には、医療の質・安全学会の中に「過剰医療検証と Choosing Wisely キャンペーン」ワーキンググループが発足、2016年10月には、トロント大学の Levinson 教授を招聘して日本医療機能評価機構本部で Choosing Wisely Japan キックオフセミナーが開催され、その場で Choosing Wisely Japan（CWJ）の設立が宣言された。宣言文を表にする（**図4**）。

　CWJは、①行政用語としての「適正医療」（＝医療費削減の婉曲表現）とは似て非なるものであること、②一部のマスコミでもてはやされている現代医療全否定論ないしは医療無用論とはその基本的な姿勢を異にしていること

> 　Choosing Wiselyキャンペーンは、2012年、米国内科専門医機構財団（ABIM Foundation）によって、医療職のプロフェッショナリズムに基づき、患者・市民が本当に役立つ医療を"賢明に選択"できるよう、医療職と患者との対話を促進し、意思決定を共有すること（Shared Decision Making）を目指して開始された。また、このキャンペーンの呼び掛けに応じて全米の臨床系専門学会が、併せて400余りの有用性に乏しい「考え直すべき医療」を、「根拠に基づく医療（Evidence-Based Medicine）」の観点から、根拠文献（エビデンス）と共にリストアップしたことで、米国医療界に大きな反響を呼び起こし、現在、急速に国際的な広がりを見せている（Choosing Wisely International）。
> 　私達Choosing Wisely Japanは、Choosing WiselyおよびChoosing Wisely Internationalと連携して、その活動をわが国に紹介するだけでなく、わが国においても根拠に乏しいまま実施されている医療の見直しを推進し、患者にとって臨床上の効果が高く、害の少ない医療を実現するために、さまざまの調査活動とともに医療界および一般社会に広く啓発を行う。
>
> 2016年10月15日
>
> 　　　　　　　　　　　　　　　　　　Choosing Wisely Japan設立発起人一同

図4　Choosing Wisely Japan設立宣言

を明確にし、日本プライマリ・ケア連合学会、医療の質・安全学会、ACP－日本支部総会等の場でその概要を紹介してきたが、2017年6月には、日本医学会主催のシンポジウム「医療における賢明な選択を目指して」が開催され、わが国の医療界全体に問題提起する機会となった。

　この時期、医学生グループもChoosing Wisely Japan Student Committeeを結成し、臨床実習における医学生の行動指針としての「5つのリスト」を作成したり、米国版「5つのリスト」の邦訳に取り組んだりするなど、Choosing Wisely Japanの一翼として活発な活動を展開している。また、わが国独自の「5つのリスト」については、徳田安春医師らを中心とするジェネラリスト教育コンソーシアムのリストや日本感染症教育研究会（IDATEN）のリストが公開されており、現在、いくつかの学会でそれぞれの領域に関するリストの策定が検討されている。

過剰医療に関連した取り組みの例

1. ポリファーマシー

　多くの高齢者が、病院外来で10種類以上、時には20種類以上の薬を処方さ

れている姿は、誰の目にも過剰な医療と映る。ポリファーマシー（多剤処方）については、Choosing Wisely キャンペーンの展開に先立って、徳田安春編集『提言―日本のポリファーマシー』（2012、カイ書林刊）や日本老年医学会編『高齢者のための安全な薬物療法ガイドライン2015』などの先駆的な取り組みをはじめ、臨床医や薬剤師の手になる著作が数多く出版されている（**表6**）。また、2018年5月には、厚生労働省から「高齢者の医薬品適正使用の指針（総論編）」が発出されている。

表6　ポリファーマシーに関する著作物：一例

- 北和也「今日から取り組む 実践！さよならポリファーマシー」（2016・じほう）
- 平井みどり「ここからはじめる！薬剤師が解決するポリファーマシー」
  　　　　　　　　　　　　　　　　　　　　　　　　　　　（2016・羊土社）
- 青島周一「ポリファーマシー解決！虎の巻（薬局虎の巻シリーズ）」
  　　　　　　　　　　　　　　　　　　　　　　　　　　　（2016・日経BP社）
- 矢吹拓、宮田靖志「患者さん中心でいこう、ポリファーマシー対策」
  　　　　　　　　　　　　　　　　　　　　　　　　（2017・日本医事新報社）
- 日本老年薬学会「ポリファーマシー見直しのための医師・薬剤師連携ガイド」
  　　　　　　　　　　　　　　　　　　　　　　　　　　　（2018・南山堂）

ポリファーマシーの問題に風穴を開けるのは、処方医との積極的なコミュニケーションを図ろうとする薬剤師の取り組みであるが、従来の「疑義照会」に代わる新しいコミュニケーションツールの開発を含め、すでに画期的な実践例がいくつか試みられている。

2. 抗菌薬の適正使用

AMR（Antimicrobial Resistance）対策としての抗菌薬の適正な使用に関しては、世界的な課題との認識のもと、感染症や感染管理専門家の手になる啓発書のほか、薬剤耐性菌半減という数値目標を掲げた官民挙げてのキャンペーンが展開されている。その成果の多くは、2017年に公開された「抗微生物薬適正使用の手引き－第一版」（厚生労働省）にまとめられており、これらの取り組みを通じて、風邪症状に対する抗菌薬使用などに対する診療現場の対応も変わりつつある。

また、今日の感染症対策にまつわる多くの課題に関しては、2016年、感染症に関連する8学会の連名で公開された「抗菌薬の適正使用に向けた8学会提言：抗菌薬適正使用支援（Antimicrobial Stewardship：AS）プログラム推進のために」にまとめられている。

3. 検体検査を適正に実施すること

多忙な臨床の現場でセット検査などのかたちで診療内容を定型化することは、効率性やエラー防止の観点からクリティカルパスの一環として日常的に行われている。

また、わが国では健診における腫瘍マーカー検査などが、その意義が明確でないまま多用されている現実がある。Choosing Wisely キャンペーンの普及とともに、米国では、無駄と思われる検査を減らそうとするいくつかの新しいプラクティスが紹介されているが、わが国でもフォローアップ検査の回数（頻度）も含め、検体検査の適正な実施についての検討が始まろうとしている。

4. 過剰な画像診断の実施

過剰な画像診断については、わが国の場合、各国と比較して放射線科医が極端に少ない中、CTやMRI装置が極端に多いという異常な状況があるが、最近では、日本医学放射線医学会から画像診断の適応等について包括的なガイドラインが刊行されている[4]。

また、近年では、画像検査の多用とともに、偶然、描出された病変に関する報告書が臨床側の担当医に見過ごされ、診断の遅延につながる事例が社会問題化している。診療担当医には、画像診断の意義と適応について、一度は立ち止まって熟慮する習慣が求められる。

5. PCI（経皮的冠動脈形成術）の多用

待機的PCI（percutaneous coronary intervention：経皮的冠動脈形成術）の適応については、2011年に改訂された『安定冠動脈疾患における待機的PCIのガイドライン』で言及されているが、現実には諸外国と比較して検査件数が多いのは事実である。狭窄した冠動脈を拡張させる手技自体には、「益」こ

そあれ、「害」は取るに足らない、との考えが背景にあったと想像されるが、近年、手技を実施する当の循環器内科医からも疑問の声が上がっている。

　最近では、適応について、保険診療上の制限もかかるようになってきているが、侵襲的な診断・治療手技全般の適応に関して、エビデンスに基づいた患者・家族との対話を通じて、"賢明な選択" に至ることを期待したい。

まとめにかえて：Choosing wisely キャンペーンのこれから

　Choosing Wisely キャンペーンが目指していることは、医師をはじめとする医療の担い手が、日々の診療場面で往々にして見られる過剰な検査、過剰な治療に自覚的になり、患者にとって「害」が少なく、「益」が最大となる医療を、患者・家族との対話を通じて明らかにすること、そしてそのことを通じて質の高い医療を提供することであるが、この活動は、より広く、資源が有限であることを直視して21世紀の持続可能な社会を築こうとする試みとも無縁ではない。

　また、医学と医療テクノロジーの進歩は人々の健康にとって大きな希望ではあるが、その一方で、少子高齢化、社会の絆の脆弱化、健康格差の問題などさまざまの課題を抱えた現代社会に生きている私達一人ひとりが、病気や障碍、健康問題、究極的には死に直面した時、どういう治療上の選択肢があり、どう向き合うべきかを冷静に考え、どのような対処のしかたを選ぶのが賢明なのか、との問いとも直結している。

参考文献

1）H Brody. Medicine's Ethical Responsibility for Health Care Reform — The Top Five List, New England Journal of Medicine 2010, 362, 203.
2）W. レビンソン（宮田靖志・小泉俊三，監訳）．日常診療の中で学ぶプロフェッショナリズム：カイ書林刊：2018.
3）徳田安春．あなたの医療、ほんとはやり過ぎ？—過ぎたるはなお及ばざるがごとし Choosing Wisely in Japan —Less is More—：ジェネラリスト教育コンソーシアム Vol.5：カイ書林：2014.
4）日本医学放射線学会編集．画像診断ガイドライン2016年版：金原出版.

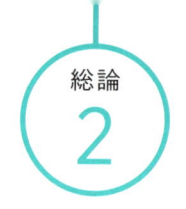

Choosing Wiselyキャンペーン、若手世代のうねり

荘子 万能（Choosing Wisely Japan）

Key Point

- 本当の意味でChoosing Wiselyが現場で実践されるためには、教えられる立場であり、現場で実践する若手世代の医師や医学生からのボトムアップの活動こそが必要とされている
- 研修医・学生部会がある国や地域は限られているが、日本においては、Choosing Wisely Japan Student Committee（CWJ-SC）が、医学生有志数名によって立ち上げられている
- 特に医学生は、患者と医療者をつなぐ存在であることから、患者と医療者の対話を促進することを目標とした、Choosing Wiselyの活動に関わる意義は大きい
- 今後は、Choosing Wiselyを行動科学的見地から検討し、より多くの医療者に考えてもらうための活動にしていく必要がある

なぜ医学生・研修医世代がChoosing Wiselyキャンペーンに関わるか

　Choosing Wiselyキャンペーンが広がる過程において、若い世代の医師や医学生たちの参加が必要不可欠であることは論を待たない。これからの医療を担う立場の人たちが過剰医療、医療資源の適正使用などについて「自分ごと」として考えなければ、現場の変化は期待できないからだ。また、将来の現場に影響を与えるのがこの世代なら、現状の現場に影響を大きく受けるのもこの世代である。いくつかの研究では、医療資源をふんだんに用いる施設で研修した研修医は、そうではない研修医に比べ、将来、医療資源をより多

表1 医学生と研修医が問い直すべき、6つの質問リスト

表1 医学生と研修医が問い直すべき、6つの質問リスト

1	より**侵襲度の低い**検査や治療を考慮しないまま、侵襲度の高いものを勧めてはいけない
2	患者さんの**臨床経過に変化**をもたらさないような、検査、治療や処置を勧めてはいけない
3	治療、検査や処置の必要性に関して、患者さんと**対話する機会**を逃してはいけない
4	不必要に思える検査、**治療や処置の妥当性**に関する説明を求めるのをためらってはいけない
5	単に**臨床経験を得たい**という理由だけで、検査や処置を勧めてはいけない
6	**指導医ならそうするだろう**という理由だけで、検査や処置を勧めてはいけない

く用いるようになることが示唆されている[1)2)]。こうした現象は、Hidden Curriculum[3)] として知られており、組織の構造や文化から学習者が知らず知らずのうちに学んでしまう事柄およびその環境を指している。

このような背景があり、Choosing Wiselyの推奨文は、必ずしも特定の検査や治療についてだけではなく、過剰医療につながる環境、教育や文化についても取り扱っている。たとえば、Choosing Wisely Canadaでは、「医学生と研修医が問い直すべき、6つの質問リスト（Six Things Medical Students & Trainees Should Question）」を作成し、公開している（**表1**）[4)]。

このリストは、カナダ全国で2,000人程の医学生や研修医が質問紙調査やインタビュー調査に答える形で作成に関与した。カナダの全17医学校9,000人の学生が母数と考えるとかなり大規模な調査であるといえる。

この調査の中で、検査や治療の妥当性・必要性といったごく単純なことを指導医に尋ねることがなぜ難しいのかについて、ある医学生は以下のように述べている[3)]。「医学生の振る舞いは、指導医の振る舞いによって決められる。不必要な検査について質問することを医学生に促しても、指導医側に生意気だと思われたくなくて医学生はとまどってしまう」。

Choosing Wisely Canada STARS（Students and Trainees Advocating for Resource Stewardship）[6)]のリストが依拠している論文[7)]では、指導医と医学生の関係が**表2**のように考察されている。

表2 指導医と医学生の関係についての考察

- 指導医と同じことを研修医がその後の医師人生で行うようになる可能性がある。その研修医は、何かの症例に悩んだ際、「臨床実習や研修医の時に指導してくれた先生なら、この症例をどうするだろうか」と考えることが予想される
- 検査や処置を「行う」ことも大事であるが、「行わない」ことも同様に大事であり、指導医は、研修医のオーダーに対して「なぜそのオーダーをするのか」を問いかけることが重要である
- 指導医は、研修医がまれな疾患を診断できた場合に褒めるのと同じくらい、不要に思える処置や検査について考え、行わない判断をした場合にも褒めるのがよい

この考察は、指導医が研修医に与える影響の大きさについて指摘している。しかし、指導する側だけの変化を期待していいのだろうか。指導する側もされる側も変化する必要があるのではないだろうか。ある調査では、プロフェッショナルとしてどう振る舞うべきか・どう実践すべきかについて、米国の医学生の50％以上が医学部での教育と現場での実践とに大きな乖離があると回答している[8]。本当の意味でChoosing Wiselyが現場で実践されるためには、これを教育上の理想論や建前としての総論ではなく、現場の課題に対応する各論として捉えられる必要がある。その意味で、教えられる立場であり、現場で実践する若手世代の医師や医学生からのボトムアップの活動こそが必要と考えられてきた。

各国での研修医・学生部会の動き

Choosing Wisely Canada STARSプログラムは、2015年11月、医療資源の適正配置に関する医学教育を主眼とし、学部生向けにChoosing Wisely Canadaのイニシアチブで開始された[9]。全17医学校より2名ずつ代表者を選出し、**表1**のようなリスト作成を始めとして、様々な情報発信を先進的に手がけている。

Choosing Wisely New ZealandでもStudent AssociationがChoosing Wisely Canada STARS同様のリストを作成し、公開している。ニュージーランドの場合は、特に"WISE"という頭字語を使い、要点を記憶しやすくしている（**表3**）。

表3　"WISE"

- Why？：この検査、治療や処置で何が変わるかを考えること
- Is there an alternative?：侵襲度が低く、医療資源が少ない方法を模索すること
- Seek Clarification：なぜその検査をオーダーするのか明らかにすること
- Explore / Explain：患者の不安を探索し、時間をかけて、なぜその検査・治療や処置が必要なのかを説明すること

2017年には、米国でもChoosing Wisely STARSがDell medical schoolで立ち上がり、初年度は25の医学校から1年生を2名ずつ選出し、キャンペーン活動を展開している[10]。

2019年現在、Choosing Wiselyは、20以上の国や地域で展開されているが、それに比べて、研修医・学生部会がある国や地域は6つほどとかなり少ない[11]。この理由としては、「各国キャンペーン本体が体制づくり段階であること」「医学教育と現場との距離」などに加え、「医学生の自律性に任せたキャンペーン運営の難しさ」が挙げられている。医学生・研修医世代の自発的な運動が期待されているが、現実的には運営面・学術面のハードルの高さから、トップダウンの働きかけが必要とされている現状である。

日本での展開

日本においては、Choosing Wisely Japan Student Committee（CWJ-SC）が、2016年2月に京都で開かれたChoosing Wisely Japanの勉強会で、当時の医学生有志数名によって立ち上げられた[12]。活動としては、Choosing Wiselyの Patient Resource[13] を日本語訳するところから始め、Choosing Wiselyについての理解を深めながら活動を開始した。

Choosing Wisely Japan Student Committeeの5つのリストが、Choosing Wisely Canada STARSのリストを参考に、デルファイ法によって計50名ほどの医学生により作成された（**表4**）。

2018年8月には、名古屋市の南生協病院にて、地域住民と全国から集まった20名ほどのCWJ-SCメンバー医学生とでChoosing Wiselyについての勉強

表4　5つのリスト（CWJ-SC）

1	上級医に質問や提案を行うことをためらわない
2	Evidence のあるなしにかかわらず、情報を鵜呑みにしない
3	Evidence だけではなく、Value の大切さも忘れない
4	患者さんとお話できる機会を逃さない
5	検査や治療の妥当性を常に考える姿勢を失わない

表5　患者さんに薦めるべき5つの質問（CWJ-SC）

1	この処置や検査は私に本当に必要ですか？
2	良くないこととしては、どういうことが起きますか？
3	もっと単純で安全な方法はありませんか？
4	これを行わなければ、何が起きますか？
5	コストは、どれほどかかりますか？

会とワークショップを行った。その中で、Choosing Wisely の「患者さんに薦めるべき5つの質問」（**表5**）を取り上げ、これらをどのように広げ、質問できるようにするかについて活発な意見が交わされた。興味深いことに、地域住民にこの5つのうち重要度の高いものから2つ挙げてもらったところ、人によって選択が大きく異なっていた。杓子定規にこの質問をするのではなく、人によって重み付けをした対話が必要であると示唆されている。

　2017年末からは、「CWJ-SC 全国82大学行脚企画」として各大学での勉強会を開始し、2019年10月現在では15大学で行った。

医学生の役割・可能性

　ここで、Choosing Wisely に医学生が関わる意義について強調したい。

　Choosing Wisely の目的は、患者と医療者の対話を促進すること、と明示されているが、患者と医療者の対話を阻害するものは何であろうか。あるレビュー論文[14]では、「患者の不安や恐怖」「患者の非現実的な期待」「医療者の忙しさ」などが挙げられている。単なる「適切な」情報提供では対話は生まれず、患者の視点、医療者の視点を丁寧に繋ぎ合わせる作業が必要になる。

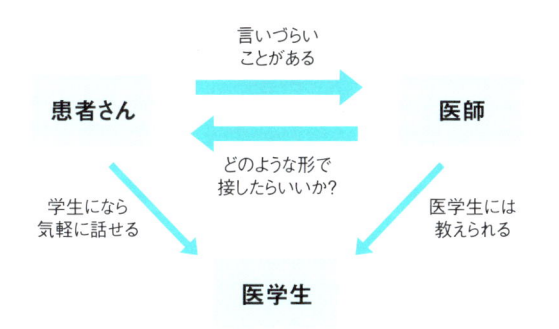

図1 患者さんと医療者をつなぐ医学生の可能性

医学生は、患者・一般市民でもなく、医師・医療者でもない間の存在として、両者を繋ぐことができるのではないだろうか[15]（**図1**）。

　興味深いことに、医学生は学年が上がるごとに、医師は経験年数が増すほどに患者中心のケアの視点を失う、という現象が観察されている。当該論文[16]では、忙しい前期研修・後期研修の間に、特に失いやすいと指摘されている。医学部低学年のうちにChoosing Wiselyおよび患者との対話の重要性について教育し、研修期間を通じても継続することが肝要であると考えられる。

新しい学問領域としての普及と実装科学

　最後に現在のChoosing Wisely Internationalで大きく取り上げられている新たな学問領域を紹介したい。

　Dissemination and Implementation Science（普及と実装科学[17]：通称D&I）は、様々な研究デザイン、方法論を用い、患者・保健医療従事者・組織・地域などのステークホルダーと協働しながら、エビデンスのある介入法を、効果的、効率的に日常の保健医療活動に取り入れる方法を開発、検証する学問領域と紹介されている。

　Choosing Wisely キャンペーンを実効性のあるものにするためには、この普及と実装科学の見地から検討しなければならないと考えられている[18]。実装に際しては、各国各地の文化背景を踏まえなくてはいけないという意味で、単なる輸入ではなく、日本独自の文脈に合わせた展開も必要とされている。

おわりに

　Choosing Wiselyを金科玉条として、Choosing Wiselyをする側、しない側に分けるような「意識高い」運動とせず、より多くの医療者に「自分ごと」としてもらえるよう草の根的でも着実な活動にしていきたい。

参考文献
1) Sirovich BE, et al. The association between residency training and internists' ability to practice conservatively. JAMA Intern Med 2014; 174: 1640-1648.
2) Chen C, et al. Spending patterns in region of residency training and subsequent expenditures for care provided by practicing physicians for Medicare beneficiaries. JAMA 2014; 312: 2385-2393.
3) Lehmann LS, et al. Hidden Curricula, Ethics, and Professionalism: Optimizing Clinical Learning Environments in Becoming and Being a Physician: A Position Paper of the American College of Physicians. Ann Intern Med 2018; 168 (7): 506-508.
4) Lakhani, et al. Choosing Wisely for Medical Education: Six Things Medical Students and Trainees Should Question. Academic Medicine 2016; 91 (10): 1374-1378.
5) Choosing Wisely Canada, Medical Students, Six Things Medical Students and Trainees Should Question
[https://costsofcare.org/medical-students-choose-wisely/]
6) STARS（Students and Trainees Advocating for Resource Stewardship）プログラム
[https://choosingwiselycanada.org/campaign/stars/]
7) Detsky AS, et al. A new model for medical education: celebrating restraint. JAMA. 2012; 308: 1329-30.
8) Association of American Medical Colleges. Medical School Graduation Questionnaire: 2016 All Schools Summary Report. July 2016.
9) Choosing Wisely Canada Students and Trainees Advocating for Resource Stewardship (STARS) campaign: a descriptive evaluation.
10) Choosing Wisely STARS Summit: A Recap
[https://dellmed.utexas.edu/blog/choosing-wisely-stars-summit-a-recap]
11) Born KB, et al. Learners as Leaders: A Global Groundswell of Students Leading Choosing Wisely Initiatives in Medical Education. Acad Med. 2019; 94 (11): 1699-1703.
12) Mano Soshi, et al. Dawn of Choosing Wisely Japan Student Committee. J Gen Fam Med 2017; 18 (6): 487–488.
13) Patient Resources
[https://www.choosingwisely.org/patient-resources/]
14) Légaré F, et al. Barriers and facilitators to implementing shared decision-making in clinical practice: a systematic review of health professionals' perceptions. Patient Educ Couns 2008; 73 (3): 526-535.
15) 荘子万能，西明博，橋本里穂，他．医学生は，患者視点をどのように学ぶことができるのか～リウマチ患者へのインタビューを通じて～．第8回日本ヘルスコミュニケーション学会2016（東京）．
Feedback from Rheumatoid Arthritis Patients and Medical Students after Joint Group Work: Implications for Future Medical Education

[http://healthcommunication.jp/journal/vol010no01/vol10_p31-p35.pdf]

16）DiMatteo M. R. The role of the physician in the emerging health care environment. West J Med 1998; 168 (5): 328–333.

17）D&I科学研究会（保健医療福祉における普及と実装科学研究会）Research Association for Dissemination and Implementation Science in Health (RADISH)
[https://www.ncc.go.jp/jp/cpub/division/prevention/project/project_08/prevention_08.html]

18）Choosing Wisely CampaignsA Work in Progress
[https://jamanetwork.com/journals/jama/article-abstract/2679354?redirect=true]

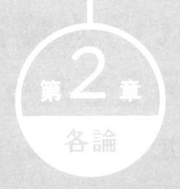

第 2 章
各論

医学生・研修医の体験から
〜 Case & Essay 〜

Choosing Wiselyは、「正しい」キャンペーンであるからこそ、理想と現実の狭間に葛藤が生まれる。本章では、医学生・研修医が様々な葛藤をChoosing Wiselyの眼差しを持って考察している。正解のない中で、「私のChoosing Wisely」を見出そうとする試みである。

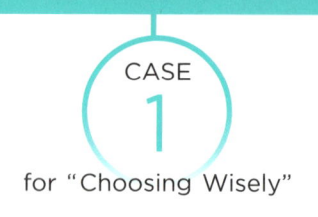

手術という治療選択は患者に何をもたらすのか?

池尻 達紀（杉田玄白記念公立小浜病院　初期研修医）

体験事例：70歳代、男性、腹部の違和感を主訴に来院

　　数ヵ月前から時々お腹がつっぱるような気がして、念のために来院したが、違和感以外の症状は特にない。会社を定年退職になり、以前からの趣味であった碁会に週2、3回出席しており、妻と二人暮らし。ADLは自立しており、認知機能やその他身体的所見に異常はない。外来医師は身体診察で腫瘤を確認したが、仰臥位で腫瘤は消失した。医師は鼠径ヘルニアと診断し、治療は手術であると患者に伝えた。

　　患者は「手術はどうしても必要でしょうか?」と手術に対して前向きではない様子であったが、担当医は「鼠径ヘルニアの治療は手術しかありません」とあくまで手術を前提に話を進め、主な合併症のリスクを説明したうえで患者も手術に合意をした。

　　後日、患者は鼠径ヘルニア修復術を受け、手術は問題なく終了した。ところが、数ヵ月後の術後外来フォローで患者は「手術前の先生の説明にもありましたが、どうも手術した部分がずっと痛むような気がして日中非常に気になっています」と医師に伝えた。医師は「そうですか、滅多にないことなんですが。責任を持って外来で見ますからね。あまりひどいようであればまた何か方法を考えます」と答えた。

▼

モヤモヤを論点化

● 患者の治療選択について：特に症状が強くない時点で、今後のリスクを考慮して手術を受けた結果、新たな不利益が発生してしまった場合、そのことを患者はどう受け止めれば良いか?

- 医師による情報提供について：手術という治療選択に関して、本事例における医師の患者に対する配慮は適切であったか？

- 適切な状況下では、最長2年の経過観察を選択肢として提示することによって、症状が最小限の鼠経ヘルニアの修復は避ける。

  団体　Choosing Wisely Canada (Canadian Association of General Surgeons)
  原文　⑥ Avoid repair of minimally symptomatic inguinal hernias where appropriate by offering an option of watchful waiting for up to two years.

推奨の根拠となる文献を読み解く

- 鼠径ヘルニアの男性患者の多くは症状が最小限である。これまで外科修復手術が安全で許容できる選択であるかどうか、明らかにされてこなかった

- 1999年から2004年の5年間に、北米の5ヵ所の医療機関に来院した症状が最小限の鼠径ヘルニアの男性患者720名を経過観察群と修復術施行群に分け、2年後の痛みと physical component score（PCS）を比較するRCTを実施した

- 両群の痛み、日常活動量で惹起される不快感、PCSに加えて合併症や活動量、functional status、満足度の指標は両群で類似したものであった。したがって症状が最小限の鼠径ヘルニア男性患者では、嵌頓の危険性は稀であり、症状が増強しない限り経過観察を治療選択とすることが妥当である

Fitzgibbons RJ Jr, et al. Watchful waiting vs repair of inguinal hernia in minimally symptomatic men; a randomized clinical trial. JAMA 2006; 295 (3): 285-292.

　今回の鼠径ヘルニアに対する手術が持ち得る意義は、「QOLの改善」および「将来的な嵌頓リスクの回避」である。本事例において、患者は違和感を訴えるものの日常生活に大きな支障をきたしていないため、QOL改善の意義は比較的小さく、主に、嵌頓リスクを回避するメリットと手術の侵襲性や合併症の危険性というデメリットを天秤にかける必要がある。今回、後方視的

に考察すべきポイントは、①手術を「今」選択したことが患者にとって「賢明」であったのか。②医師−患者コミュニケーションは適切であったか、という二点である。

患者の治療選択について

　本症例では、患者は間違いなく情報を提供され、自らの意思で手術に合意をしており、手続き上なんら問題はないように見える。しかし、自らの治療選択および治療時期について十分に検討することができたのか、という点については疑問が残る。

　手術という治療選択は、その効果もリスクも確実ではないという点では、内科的治療と変わらない。一方で、その侵襲性と「体を切られる」という心理的なハードルは、内科的治療と性質を異にしている。たとえ侵襲性が低いとされている胸腔鏡や腹腔鏡による手術であっても、体にメスが入ることに変わりはなく、薬の内服や経過観察で済ませても大きな危険性がないのであれば手術は避けたいと思うのが人情であろう。

　上記の推奨リストの通り、現在では、鼠経ヘルニアの場合、手術という治療選択が患者に必ずしも良い影響をもたらさないとするエビデンスが示されている。このような疾患に対して手術が行われた場合、たとえ将来的なリスクを消し去ることができたとしても、術後の合併症などの結果を招いた際には、患者が多少なりとも結果に対する「モヤモヤ感」を抱いてしまうことは十分に考えられる。日常生活に大きな支障をきたさない疾患についての手術適応の判断は慎重を期す必要があるだろう。

　手術を受ける患者は、治療効果の不確実性と、やはり不確実な将来的な危険性との間で板挟みなり、大いに悩むことになる。不確実性はその大小をある程度予測できたとしても、あくまで不確実なのであり、そのことを避ける術はない。このような状況において患者ができること、なおかつすべきことは、このような医療の不確実性を自分なりに十分に受け止め、熟慮の末、自分の選択に十二分の納得感を持って治療を受けること以外にないように思える。

医師−患者コミュニケーション

　とは言え、「患者の自己決定権」の一点張りは患者を幸せにはしない。自己決定の前提は十分な医療情報の提供である。本事例では、形式上インフォー

ムドコンセントが行われているにもかかわらず、患者自身の治療選択については配慮が極めて不足していると言わざるを得ない。ここで改めて「厚生労働省による診療情報の提供等に関する指針」[1]を確認してみると、以下の記載がある。

医療従事者は、原則として、診療中の患者に対して、次に掲げる事項等について丁寧に説明しなければならない。

1. 現状の症状及び診断病名
2. 予後
3. 処置及び治療の方針
4. 処方する薬剤について、薬剤名、服用方法、効果及び特に注意を要する副作用
5. 代替的治療法がある場合には、その内容及び利益得失（患者が負担すべき費用が大きく異なる場合には、それぞれの場合の費用を含む）
6. 手術や侵襲的な検査を行う場合には、その概要（執刀者及び助手の氏名を含む）、危険性、実施しない場合の危険性及び合併症の有無
7. 治療目的以外に、臨床試験や研究などの他の目的も有する場合には、その旨及び目的の内容

各項目の丁寧な説明は、ともすれば多忙な診療現場の中で忘れられがちになる。特に、医学生や研修医の段階で実践を知らないまま、外科医をあくまで「手術をする医師」と捉えてしまった場合、外科医による患者への情報提供が何か副次的な業務のように見えてしまう可能性もある。

合併症の危険性が全くない手術というものが現実に存在し得ない以上、外科医は手術のメリット、デメリットはもちろんのこと、代替の治療法についても丁寧に説明せねばならないのは明らかである。たとえば本症例では、「経過観察」という選択肢とその選択の結果、起こりうることも説明すべきであったと思われる。さらに言えば、患者が「経過観察」と「手術」の二つの選択肢に迷っている時には、たとえば「私自身や家族であれば、こちらを選択します」という一言があっても良かったと思うし、「決めるのに時間がかかる

ようであれば次回診察時に決めていただいても構いません」と時間的猶予を与えることも選択肢ではなかったかと思う。そうすれば、医療の不確実性を受け止めたうえでの患者の選択に少しでも役立ったかもしれない。

　最後に、もし本症例のようなコミュニケーションが実際に行われているとすれば、その根底にあるものは「医学の不確実性」に対する、医療提供者自身の認識不足ではないかと思う。そもそも医学教育が結果的に「医学の不確実性に対する訓練」であるべきであるのに、誤った確実性を追求させ、かえって不確実性を増すものになっているという指摘[2]もある。医療提供者は、医療の現場において個々の患者に「『最適解』を提供することができない」ことを認めるところから、実践を始めるべきなのかもしれない。

1) 診療情報の提供等に関する指針 [https://www.mhlw.go.jp/shingi/2004/06/s0623-15m.html]（最終閲覧：2019年10月8日）
2) 中川米造. 医学の不確実性：日本評論社；1996. p128-138.

先輩医師はこう考える

小泉俊三 （Choosing Wisely Japan 代表）

　従来の外科教育では、ヘルニアバンドなどを使用して鼠径ヘルニアの脱出を抑えても、ヘルニアそのものを治癒させることはできず、手術を遅らせることによってヘルニアが嵌頓するリスクは増大するとして、手術療法が第一選択と教えられてきました。また、外科医の間では、鼠径ヘルニアの手術は消化管吻合などを伴わない比較的難易度の低い手術と見なされ、外科教育の比較的早い段階で経験する術式でもありました。ただし鼠径部付近の腹壁の構造は、実は大変複雑で、局所解剖学を3次元的に十分理解していないとヘルニアの正しい修復はできないことを付け加えておきたいと思います。

　ところで、この事例で問題となっていることの一つは、将来のヘルニア嵌頓の可能性をどう見積もるかという点にあるでしょう。今、目の前にある緊急事態についてどのようなアウトカムが想定されるか、との問いについては、比較的信頼度の高い推測が可能ですが、数年単位の長いタイムスパンの中でどのような事象がどのような頻度で生じるか、につ

いての明確なデータは意外と多くありません。また、多くの外科医の脳裏には、ヘルニアが嵌頓して受診が遅れ、大量の腸切除を余儀なくされた経験が頭をよぎり、確率は低くとも嵌頓の可能性がゼロでなければ、経過観察することに居心地の悪さを感じることにも、それなりの納得がいきます。一方、手術には大きな偶発症は伴いませんでしたが、比較的侵襲の低い手術であっても、腹壁に切開を加えれば幾つかの皮神経枝を切断することは避けられず、術後の不快な症状の原因となりえます。特に手術を受ける患者が、さまざまの偶発症について、術前に考え尽くすことは、事実上不可能と思われます。したがって、いったん術後に不快な症状が生じた場合は、患者の訴えを注意深く聴き、真摯に向き合うことが臨床家としての基本姿勢であることは言うまでもありません。

また、本事例で引用された最近の臨床研究の結果をわが国の『鼠径部ヘルニア診療ガイドライン2015（日本ヘルニア学会編）』やガイドライン作成委員長の総説[1]と比較すると理解が深まると思います。臨床現場における判断にはクリアカットな正答や誤答があるわけではないですが、最新の臨床研究で示されたエビデンスを重視する姿勢は、外科医だけでなく、すべての医師に求められています。

1) 棚瀬信太郎. 成人男性鼠径ヘルニアの手術適応：特に無症状またはわずかしか症状がない男性鼠径ヘルニアに対するWatchful Waiting（注意深い経過観察）に関して. 日外科系連会誌 2014; 39 (4): 814-824.

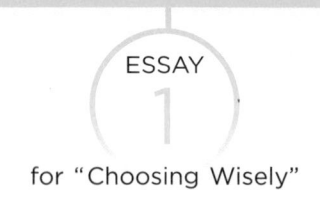

病理診断で無益な再生検を回避するには？

古川 雅大 （長崎大学医学部医学科3年）

　病理診断とChoosing Wiselyの組み合わせ、と言われてもどんなことができるのだろうか…と思われる方も多いのではないだろうか。こんなことを書いている自分も執筆が決まってからどうしよう…と頭を抱えたのだが。

　患者さんと病理医が顔を合わせるということは現状ほとんどなく、ましてや患者さんとの対話となるとかなり稀と言わざるを得ないと思われ、何かできるとしても臨床医側の協力が不可欠だろう。「無駄な染色を削減する」などもネタとしてはひねり出してみたが、基本的には組織像から考えられる疾患の鑑別のために免疫染色を追加していくというプロセスを踏んでいくので、そこまで多くの染色が削減できるとも思えない。

デジタルパソロジーとChoosing Wisely

　まず思い浮かんだのは「紹介元と紹介先の病院で病理診断の情報がきちんと引き継がれておらず、再生検を行うケースが多い」という話だ。前医の書いた病理診断レポートの結果を鵜呑みにはできないし、往々にして前回の生検から時間が経っているというのもわからなくはないが、生検もタダでできるものではないし、針を刺されたり内視鏡を飲まされたりと患者さんにもそれなりの負担を強いることになってしまう。本来は行わなくてもよい検査、しかも侵襲の大きな部類に入る2度目（もしくはそれ以上）の生検が行われているというのは、Choosing Wiselyの考え方からするとかなりマズい状況なのではないだろうか。

　このような状況を改善するためにどのような方法があるだろうか。近年、デジタルパソロジーと呼ばれるシステムを導入する病院が出てきた。顕微鏡を内蔵したスキャナーでスライドを読み込み、パソコンの画面上で病理組織

第2章　医学生・研修医の体験から〜Case & Essay〜

を観察するというものだ。このようなシステムを利用すれば、病理診断に関する情報のやりとりはかなり簡便に行えるようになると考えられる。つまり紹介先に病理画像を送ってしまえば、ほとんどの場合で再生検は回避できるのではないだろうか（送られてきた画像をもとに紹介先の病院で病理診断を一からやり直すとなると保険点数を算定できないなどの新たな問題が出てきそうだが、少なくとも前医の診断が妥当なものであったかは検証できるだろう）。従来であればスライド自体を送るか、組織を包埋したブロックを送ってスライドを作成し直すしかなかったということを考えればハードルは相当下がったと言えるだろう。

さらに、デジタルパソロジーを導入することで、同じ画像をリアルタイムに共有しながら離れた場所の医師とディスカッションが可能というメリットも得られる。「相手が何を見てどう考えたか」というプロセスを共有できるようになったことで、診断が困難だった症例をコンサルトに出す場合や、若手病理医の教育に大きな力を発揮するツールでもある。

最終的には、臨床情報と病理組織の画像を統合したデータベースを構築することが理想なのだが、個人情報の保護やデータ形式が統一されていないことが問題となるのですぐに実現できないだろう。しかし、個々の症例に対して情報のやりとりをするという点では現状でもデジタルパソロジーはかなり有用なツールであると言える。

迅速診断と Choosing Wisely

ASCP（American Society for Clinical Pathology）が発表している Choosing Wisely のリストを読んでみたのだが、最も印象的だった項目は、「病理検体の凍結による迅速診断は、手術中や周術期など，その結果が直ちに患者の方針決定に影響がある場合に限ってオーダーすること」[1]というものだ。Choosing Wisely の基本的な考え方として、「治療方針に影響を与えない検査はしない」というものがあるが、迅速診断は代表的な例といえるだろう。もちろん切離断端やリンパ節への転移を判定する必要がある場合は迅速診断が不可欠だが、迅速の結果を聞いたところで術式の変わらない手術は意外と多いのではないだろうか（ちなみに、迅速診断は病理医にとって数少ない「自分の都合と関係なく必ずその時にこなさなければならない仕事」の一つである）。

また、迅速診断で作成される凍結標本は、永久標本と比べるとクオリティが劣り、候補になる疾患がいくつか挙がる、もしくは悪性所見の有無程度の診断となることが多い。必要のない迅速な結果を聞いてから最終診断を待つ間モヤモヤするのは精神衛生上よろしくない気もする（笑）。

　臨床医と違ってあまり患者さん本人とは接点のない病理という分野では、医療者サイドがより積極的にChoosing Wiselyの考え方を実践していかなければ、患者さんに対してより良い医療を提供していくことが難しい。現場に出た後もこうした姿勢を忘れないようにしたいものである。

1）American Society for Clinical Pathology. Do not order a frozen section on a pathology specimen if the result will not affect immediate (i.e., intraoperative or perioperative) patient management.

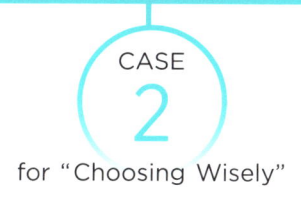

失神はすべて頭部CT撮影すべき？

礒田　翔（名古屋第二赤十字病院　総合内科　後期研修医）

体験事例：70歳代、男性、失神を主訴に来院

　研修医1年目のことである。当院の当直では業務の最後に研修医同士でケースカンファレンスを行っており、その日も失神を主訴に来院した70歳代男性のケースをプレゼンした。

　上級医Aから「頭部CTは撮影しなかったのか？」と質問があったため、私は「失神で来院したが失神の前後で頭痛がなく、頭部打撲がなく（目撃者が証言している）、神経学的異常所見もないので頭部CTを施行しませんでした」と答えた。この説明で納得してもらえると考えたが、上級医Aは「当院ではCTを短時間で簡便に撮影できるので、撮影を行ってもよかったのではないか」と発言した。

▼

モヤモヤを論点化

● 失神で来院したが、頭痛・神経学的異常所見・頭部打撲のエピソードがない患者に頭部CTは必要なのか？

当てはまる推奨はコレ

● 神経画像検査（CT、MRI、頸動脈ドプラエコー）を、神経学的所見が正常な単なる失神を評価するのにルーチンで用いないこと

団体 Choosing Wisely Canada (Canadian Society for Hospital Medicine)

原文 ④Don't routinely obtain neuro-imaging studies (CT, MRI scans, or carotid Doppler ultrasonography) in the evaluation of simple syncope in patients with a normal neurological examination.

推奨の根拠となる文献を読み解く

● 救急外来に失神で受診し、頭部CTを施行した患者113人のうち、2人が神経学的異常所見がないにもかかわらずCTで脳出血が認められたが、2人とも頭部打撲のエピソードがあった

Grossman SA, et al. The yield of head CT in syncope: a pilot study. Intern Emerg Med. 2007; 2 (1): 46-49.

● 失神で入院した患者1,920人のうち1,320人に頭部CTが撮影されていたが、そのうち2%（28人）が診断もしくは入院の判断に頭部CTが有用であった。そのうちの25人が脳転移・頭部打撲のエピソード・神経学的異常所見などがあった。診断もしくは入院の判断に頭部MRIが有用であったのは20人のうち17人であった

Mendu ML, et al. Yield of diagnostic tests in evaluating syncopal episodes in older patients. Arch Intern Med. 2009; 169 (14): 1299-1305.

● 失神患者の24〜48％に対して頭部CTが撮影されているが、失神の原因を認めたのは0.8〜5％であった

Sheldon RS, et al. Standardized approaches to the investigation of syncope: Canadian Cardiovascular Society position paper. Can J Cardiol. 2011; 27 (2): 246-253.

私はこう考える

　失神の診断・治療のガイドライン[1)2)]では、失神は「脳全体の一過性の低灌流によって一過性の意識消失が生じ、姿勢が保持できなくなり、かつ自然に、また完全に意識の回復が見られること」と定義される。脳血管疾患によって「脳全体が一過性に低灌流」が起こることはほとんどないと言われているので、厳密な意味では脳血管疾患による一過性意識消失と区別すべきである。ガイドライン上、失神は上記のように定義されているが、多くの論文や現場ではそこまで厳密な意味で使われていないので、ここではそれを鑑みて失神を「脳全体の一過性低灌流の有無にかかわらず一過性に意識消失を起こした状態」として議論することにする。

　「失神」で診療を開始する場合は、まず本当に失神と判断してよいのか、つまり、「軽微な意識障害がないか」を確認するべきである。失神と意識障害は異なるものであり、どちらであるかで鑑別疾患が異なってくる。また意識障

害それ自体が神経学的異常所見であるので意識障害がある場合は頭部CTを撮影すべきである。

失神で入院した患者のうち、頭部CTで異常所見があった患者は少数であったが、そのほとんどに頭部打撲や神経学的異常所見が認められた[3]ので、失神であっても神経学的異常所見がある場合は頭部CTを撮影すべきである。

脳血管疾患以外の原因により失神をきたし頭部打撲をきたした結果、脳出血や外傷性くも膜下出血といった頭部CT・MRIで検出可能な疾患が引き起こされる場合がある。この場合は、頭部打撲のエピソードを本人の記憶・目撃者の証言・頭部打撲痕などで確認することができるので、そういった病歴が頭部画像検査を施行する判断材料となる。

したがって、脳神経系の異常を示唆する病歴や身体所見を認めない患者に対して頭部CT検査を施行する必要はない。ただし、神経学的異常所見を認める患者やくも膜下出血を示唆する頭痛を訴える患者、てんかん発作との鑑別を要する患者、あるいは頭頸部に外傷を合併している患者では、施行目的を明らかにし、患者を選択して施行すべきであると考える。

結果的に本症例では、撮影する必要性は低かった。

1) 日本循環器学会. 失神の診断・治療ガイドライン（2012年改訂版）.
2) Task Force for the Diagnosis and Management of Syncope, et al. Guidelines for the diagnosis and management of syncope (version 2009). Eur Heart J 2009; 30 (21): 2631-2671.
3) Mendu ML, et al. Yield of diagnostic tests in evaluating syncopal episodes in older patients. Arch Intern Med 2009; 169 (14): 1299-1305.

先輩医師はこう考える

大生 定義 （特定医療法人新生病院院長）

失神は脳の病気ではないと考えることは科学的に健全です。ですので、失神を脳の病気と考えて心疾患を考えず、まずCTを撮りにいく姿勢が前面にあるのだとすれば、それは問題といえます。鑑別すべき疾患が挙がった際に、その精査のため画像診断をというのが常道です。

本来の失神あるいは失神に酷似するものは、①vasovagal, situationalなどのReflex（neurally-mediated）、②Orthostatic hypotension、③不整脈などのCardiacがほとんどであり、ごく稀に椎骨動脈系のTIA、さらに

はてんかん、中毒、脳震盪などで同じような状況があります。基本的に循環器系の問題が主であり、原因となる診断がはっきりしなければ、他の検査を行いつつ、リスク評価をし、それに応じて入院や一時的に観察部屋滞在、帰宅を判断すべきです。提示の症例では、十分な問診などで必要な情報収集がなされ、科学的観点からCT/MRIを行う根拠はないと判断することは医学的には正しいです。本ケースの著者が、神経学的異常所見はあるか？　頭部外傷はないか？　など、病歴を詳細に取っていることは素晴らしい。さらに通常の失神の随伴症状などの追加情報も明示すれば、もっとよかったかもしれません。

　科学的根拠に基づく医療（EBM）の実践は、単にエビデンスだけでなく、患者の選好、周囲の状況、臨床医の学識が主な要素とされています。現実の世界では、確率的に正しいとされているものも事情によって、そうはならないこともあり、上級医が「当院ではCTを短時間で簡便に撮影できるので撮影を行ってもよかったのではないか」と発言した背景がどこにあるのかも判断の要素にもなります。上級医がエビデンスは知っていて、患者の家族や社会的事情、病院への期待など周囲の状況を加味しているのであれば、それらの点を話し合うのも勉強になるでしょう。

　ともかく、Choosing Wiselyの活動は、臨床医の学識と適切な関係構築などをはじめとした、専門職としてのあるべき多くの要素が求められています。

　たとえば、患者に対してエビデンスをある特定の条件の中でどのように具現化するか。また、ミレニアム医師憲章（p.6参照）のなかに謳われる3つの原則・10の責務をどう果たしていくか、プロフェッショナリズム発揮の場面でもあります。医師は3原則の中で患者の福利優先・自律性の尊重とともに社会的公正も求められており、科学的な知識に関する責務・有限の医療資源の適正配置に関する責務もあります。臨床の場面で患者・家族の気持ちの中に、どう落としこめるか、必要性の科学的判断と社会的公正性、患者の安全と納得、医療機関のリスク管理…など、折り合いをどうつけるかといった点が大切になってきます。

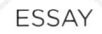
デザイン思考から見た医療の形

織部　峻太郎（東北大学医学部4年）

　医療とデザインという2つの言葉を聞いた時、この2つがうまく頭の中でつながる人はそう多くないと思われる。今でこそ、AppleやAirbnbなどの成功例を通じ、企業経営においてデザインが果たす役割の重要性が認知されてきたが、医療界においては依然としてデザインといえば、自分たちとは縁のないものといったイメージを持っている人も少なくない。

　まず、デザイン思考について簡単に述べることにする。1960年代にWicked problems（複雑で多面的な問題）という概念が生まれ、デザインを通じてこのような問題をどのように解決するべきかという研究が活発になされた[1]。一連の研究は後に世界的なデザインコンサルティングファームであるIDEOのデビット・ケリーにより、フレームワーク化され、ビジネス業界に浸透し、今日では世界中のビジネススクール、デザインスクールにおいても広く享受されている。

　デザイン思考の基本的な考え方の一つに、ユーザー中心という言葉がある（本稿ではユーザーを患者に置き換えてもらうと良いかもしれない）。これは、技術の進歩の中で置き去りにされてきたユーザーの視点を盛り込むことで、売り手が売りたい製品ではなく、よりユーザーが使いやすい、ユーザーのニーズに即した製品開発を目指すものであるが、この考え方が生まれたのも、冒頭で述べたWicked Problemsを解くにあたって、人間の行動に関する深い理解が必要不可欠だと考えられていたためである。

　Choosing Wisely Japan Student Committeeを立ち上げた荘子氏は、Choosing Wiselyの本質について、「医療をやらないことを推進している」のではなく、「なぜやるか、なぜやらないかについて、患者と医療者の間で対話する」[2]ことだと述べているが、この姿勢はまさにデザイン思考の核となる考えに通

ずるところがあるように思う。

　1990年初頭にマクマスター大学のゴードン・ガイヤット医師によりエビデンスに基づく医療（Evidence-based medicine：EBM）が提唱されてから20年以上が経ち、今日の医療現場でその言葉を知らない人はいないであろう。1992年にはPubMedで2件しかヒットしなかったEvidence-based medicineという言葉は5年後の1997年には1,000件を超え[3]、今日では160,000件を数えることからもその浸透のスピードがおわかりいただけるかと思う。

　今現在利用できる膨大な数の論文に基づくエビデンスによって、患者のアウトカムが向上してきたのは疑いがない。その一方で、当時は正しいとされていた知識が誤りであったり、必ずしも最善の選択肢とはならなかったりすることも増えており、現場の医師が最新の知見にキャッチアップすることが難しくなっているのもまた事実である。

　医学が言わば、エビデンスの足し算、掛け算で進歩してきた中で、デザイン業界で重要視されるのは引き算である。これはLess is moreという言葉に代表されるように必要な要素が何かを突き詰めて考えることが、使いやすさと美しさを両立させるうえでキーであるということである。医学は最低限必要とされる知識の量が多く、また当然のことながら、勉強は学生の間で完結するわけではなく、医師になってからも続いていく。このような中で、何が本質か、何が無駄かを立ち止まって批判的に考える機会、すなわち引き算をする機会は、実はそれほど多くないのではないだろうか。むろん、Less is moreをそのまま医学にすべて当てはめることはできないが、Choosing Wiselyのリストを参照するなど、何が必要かを見極めるプロセスを意識的に踏むことは、無駄な検査や投薬を減らすことにつながり、ひいては患者の肉体的、精神的、経済的負担を軽減することにもつながるだろう。

1) Interaction Design Foundation Design Thinking: Get a Quick Overview of the History. [https://www.interaction-design.org/literature/article/design-thinking-get-a-quick-overview-of-the-history]
2) 荘子万能「学ぶ専門家」医学生が医療の選択にかかわる意義、医学書院 [http://www.igaku-shoin.co.jp/paperDetail.do?id=PA03264_03]
3) A. Zimerman Evidence-Based Medicine: A Short History of a Modern Medical Movement, 2013, AMA Journal of Ethics

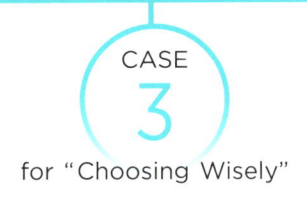

小児の頭部外傷、経過観察かCT撮影か？

寺田 悠里子（手稲渓仁会病院　初期研修医）

体験事例：小児、頭部外傷で来院

　研修医で担当する救急外来には、心配そうな母親と頭をぶつけた子供がよくやってくる。1年目研修医の私と2年目研修医の2列で外来を担当していたときも、ほぼ同時に似たような頭部外傷の患者が違った受傷機転でやってきた。私の方は滑り台から落下した3歳児で、先輩の方はおんぶした背中から落下した2歳児だった。

　滑り台から落下した子はPECARN（Pediatric Emergency Care Applied Research Network：健常な精神状態、意識消失がない、嘔吐がない、受傷の機序が重度でない、頭蓋底骨折の徴候がない、重篤な頭痛がみられない）に沿って問診を行ったところ、当てはまる項目がなかったため、頭部CTが必要ないことと今後どういう経過が見られたら再受診してほしいかを伝えて帰宅とした。

　しかし、おんぶした背中から落下した子は頭部CTを撮ることになり、撮影した結果，特に異常を認めなかった。CT撮影の理由としては、母親がいつもと違って泣いていると言っていたことであった。

▼
モヤモヤを論点化

- PECARNでは1つ項目が当てはまっても、頭部CTより慎重な経過観察を推奨しているが、検査リスクの説明の不十分さが判断に寄与していないか？
- 検査リスクの説明の不十分さ
- CTで所見があったとしても、経過観察することは変わらないのであれば検査は必要ないのではないか？

● 軽度の頭部外傷では直後の評価にコンピュータ断層撮影（CT）は必要でない。臨床観察／小児救急医療応用研究ネットワーク（PECARN）基準を用いて画像検査の適応があるかどうかを判断するべきである

団体 American Academy of Pediatrics

原文 ③Computed tomography (CT) scans are not necessary in the immediate evaluation of minor head injuries; clinical observation / Pediatric Emergency Care Applied Research Network (PECARN) criteria should be used to determine whether imaging is indicated.

● 検査や治療・処置が必要かどうかについて、患者との対話を開始する機会を逃さないこと

団体 Choosing Wisely Canada (Canadian Federation of Medical Students)

原文 ③Don't miss the opportunity to initiate conversations with patients about whether a test, treatment or procedure is necessary

推奨の根拠となる文献を読み解く

● 2歳以下のPECARN（健常な精神状態、前頭部以外に血種なし、5秒以上の意識消失なし、受傷機序が重度でない、頭蓋底骨折がない、親から見て普段と変わらない）と2歳以上のPECARN（健常な精神状態、意識消失がない、嘔吐がない、受傷の機序が重度でない、頭蓋底骨折の徴候がない、重篤な頭痛がみられない）は、ciTBI（Clinically-important traumatic brain injury：死亡、脳神経外科的介入、24時間以上の挿管、2日以上の入院）になるリスクのとても低い小児を特定でき、これらに該当すればルーチンの頭部CTは不要である

Kuppermann N, et al. Identification of children at very low risk of clinically-important brain injuries after head trauma: a prospective cohort study. The Lancet 2009; 374 (9696): 1160-1170.

● マイナーな頭部外傷の小児のうち、CTを撮る判断をする前に経過観察された群の方が、すぐに判断された群よりもCTを撮影する率は低かったが、ciTBIの率に差はなかった

Nigrovic LE, et al. The effect of observation on cranial computed tomography utilization for children after blunt head trauma. Pediatrics 2011; 127 (6): 1067-107.

● 脳内出血は以下の4つと統計的に優位な関連が見出された。それらは頭蓋骨骨折、局所的神経症状、意識消失、GCS（Glasgow Coma Scale）の異常

である。頭痛や嘔吐の症状は関連性が見つからなかった

Dunning J, et al. A meta-analysis of variables that predict significant intracranial injury in minor head trauma. Arch Dis Child 2004; 89 (7): 653-659.

私はこう考える

　小児の頭部外傷は、家族にとっては一大事ではあるが、救急外来では非常によく見る。頭部CTを撮るか撮らないかの判断は難しいので、Choosing Wiselyの推奨が有用である。PECARNに沿って問診、身体所見を取って、何もなかったらそれを根拠にCTを撮らずに慎重な経過観察を選択できるところまではよい。

　しかし、健常な精神状態で頭蓋底骨折はないが、意識消失や嘔気や頭痛などの症状、重篤な受傷機転の項目に当てはまった場合は、医師の経験や当てはまる項目数、経過観察後の症状の移り変わり、親の希望などによって、経過観察かCT検査かを選ばなければならず、経験の浅い研修医は判断に困ることになる。

　放射線を浴びるCT検査は小児にとってリスクがある。最近のイギリスの研究では、骨髄に30mGy以上のCTによる放射線を受けた場合、白血病になるリスクが3.2倍になり、脳に50mGy以上受けた場合、脳腫瘍になるリスクが2.8倍になることが発表されている[1]。また、年間400万枚も脳、腹部／骨盤、胸部、脊椎のCTを撮ると、将来4,870ものがんを生み出してしまうと推計されている[2]。そのため、特に小児で頭部CTを撮る際には明確な理由を持ち、さらには親にリスクをきちんと説明したうえで施行しなければならない。PECARNのもととなった論文では、全体で頭部外傷によりciTBIが起こった割合は0.9％、脳神経外科の手術が必要となった割合は0.1％であった。比較することはできないのかもしれないが、これはCTによって将来がんになる割合と比べると少なく感じる。

　もしリスクを含めて治療方針について話し合った場合、判断が難しいところを医師と患者双方の同意形成のうえで治療方針を決定できれば、不要な検査による害を避けることができ、かつ信頼関係を築くことができる。医師としての年月を重ねるほど患者さんも増え、話す時間が短くなることが想像でき、研修医である今こそ患者さんと検査や治療の必要性について話し合う場

を設けるべきである。そのためにはどの病気を診断するためにどの検査が必要かを覚えることも大事だが、まずは検査のリスクと、その検査がいかに治療方針に寄与するかについて正しい知識を身につける必要がある。また、平易な言葉で例えを用いながら話すことも必要である。たとえば、胸部X線であれば数日間外で遊んだ時に浴びる放射線量と同じ、CTであれば数年間と同じであるということなどだ。

わかりやすいツールを用いてある程度までは判断できるが、その後は安易に画像検査に走るのではなく、経過観察という手法があること、検査をすることのデメリットとリスク、さらには検査が治療にどういう影響をもたらすかを考える習慣をつけることが研修医のスタートの第一歩かもしれない。

1) Pearce MS, et al. Radiation exposure from CT scans in childhood and subsequent risk of leukaemia and brain tumours: a retrospective cohort study. Lancet 2012; 380 (9840): 499-505.
2) Miglioretti DL, et al. The use of computed tomography in pediatrics and the associated radiation exposure and estimated cancer risk. JAMA Pediatr 2013; 167 (8): 700-707.

先輩医師はこう考える

茂木 恒俊 （久留米大学医療センター　総合診療科）

小児科を専門としない医師が、小児頭部外傷に対する頭部CTの適応ルールを利用する際に、現在よく知られている3つのルール（PECARN、CATCH[※1]、CHALICE[※2]）の中からPECARNを選択したのは最善の判断でした[1]。また、普段の子供の様子をよく知っている親が、子供に寄り添ってしばらく経過を診ることが今回の症例では最も大切で、それがきちんと伝えられています。その際に、よく「どれぐらい経過をみたらいいのですか？」と質問されると思います。文献的には、受傷してから6時間以上経過してから新たに頭蓋内損傷が出てくるのはわずかであったという報告もあります[2]。

※1）Canadian Assessment of Tomography for Childhood Head injury
※2）Children's Head injury Algorithm for the prediction of Important Clinical Events

今回、PECARNで評価した際のアウトカムとしてciTBIについてしっかりと言及されていますが、元文献の中には、"Skull fractures were not regarded as traumatic brain injuries on CT." や "The 2-night definition was created to exclude those children routinely admitted for overnight observation because of minor CT findings that do not need any specific intervention." とあり、陥没を伴わない頭蓋骨骨折や頭部CTに軽微な異常所見を認めたが、症状を伴わない症例はこの基準から除外されていることは念頭に入れて、注意深く家族へ説明をする必要があるため「骨折や頭部CTの異常はないだろう」とは不用意に発言するのは注意したほうがよいでしょう。

　また、今回の症例のように2〜3歳の子供の頭部CTは体動で撮影が難しく、医療従事者や家族が一緒にCT室に入って撮影することも多くあります。時には鎮静が必要になることもありますので、きちんと説明を行ったが親の不安が強く「どうしてもCT撮影をしてほしい」という場合には、絶対に頭部CTは必要ないと思っても指導医と相談しながら一緒に診療する慎重さが大切です。

1）Babl FE, et al. Accuracy of Clinician Practice Compared With Three Head Injury Decision Rules in Children: A Prospective Cohort Study. Ann Emerg Med 2018; 71 (6): 703-710.
2）Hamilton M, et al. Incidence of delayed intracranial hemorrhage in children after uncomplicated minor head injuries. Pediatrics 2010; 126 (1): 33-39.

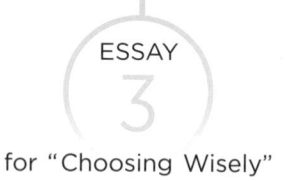

過剰医療を医療アクセスから考える

村上　武志（北海道大学医学部5年）

　現在私はアメリカに1年間留学中である。先日、体調を崩し、その症状からある疾患を疑い、病院を受診したいと思った。そこでアメリカでの治療の受けにくさを思い知った。日本では基本的にどの病院でも診察が受けられるのに対して、アメリカでは所属している保険会社と契約を結んでいる病院にしか行けない。

　どこの病院に行けばいいのかを知るために、まず持っていた保険カードの案内通りに、保険会社に電話をかけた。音声ガイダンスで待つこと5分、やっと繋がった担当者に症状を伝えると、保険対象の病院のリストが送られてきた。結局それからは自力でリストの医師に電話をかける必要がある。しかし、翌日リストに載っていた複数の医師にかけたが誰にも繋がらない。やっと2日後に1人の医者から連絡がきて、2週間後にアポイントが取れた。それぞれかかった日数は医者にコンタクトするので1週間、アポイントメントが取れるまで2週間。

　アメリカでは病院が遠いものに感じた。医療のアクセスと聞くと、日本では医療費の問題だと思われがちだが、このような連絡手段の不自由もかなりあるのではないかと思う。もちろん『コンビニ受診』と揶揄されるように、気軽に病院に訪れられる医療へのフリーアクセスが医療費の高騰と医師の過労を引き起こすことも問題である。患者さんの予後は、様々なファクターによって起因するものであるが、この体験からアメリカにおいて病院に対する複合的なアクセスの悪さもその一つとして影響を及ぼしているのではないか。

　アメリカの Naitnoal CPR Association の調べによると、アメリカの州ごとの医師の数と平均寿命には相関性がある[1]。OECD議会の調べによると、アメリカの医療費は世界中では一番高く、質が悪いとは言えないのにもかかわ

らず平均寿命も先進国の中では最下位である[2]。また救急科は別として、初診でアポイントが取れるのは平均で24日先だと言われている[3]。これだけ時間差があることで、実際に医療にかかる必要がある人も煩雑なやりとりのせいで診察に行くことをやめてしまうのではないかと思った。さらに病院にかかることができた人も進行性の疾患を持つ人は、待っている2週間の間に症状が悪化してしまうのではないだろうか。中央大学の真野俊樹教授によれば、患者さんの予後を決めるのは「医療の質」と「コスト」と「アクセス」と言う。

　私は医学部生として医療の現場を学ぶことで、「医療の質」をどう上げるかについて考えてきた。一方で病院の内部にいる患者さんだけでなく、包括的にその国の人々を救うためには、別のベクトルとして医療のアクセスも適切にする必要があると思う。医療のアクセスの問題はアメリカだけでの問題ではないと考える。今後、医療のIT化が進み日本でも遠隔診療や健康アプリが導入され、診断・治療の場所が病院から分散していくことが予測される。それぞれ新たなコンテンツに対する患者のアクセスを考えていかなければならないはずだ。

　最初の例にあるように、医療アクセスは治療の費用だけでなく、情報の入手性・アクセシビリティに関わっていくはずで、より良いアクセスを築くためには物理的・心理的・経済的アプローチを含む様々な側面からのアプローチで患者さんの立場を捉え、届けるべき患者さんに医療が届く必要がある。私はChoosing Wiselyを通じて臨床現場で患者さんとの対話を心掛けてきたが、これからは臨床サイド以外でもより多くの人々と対話を行っていきたい。

1) National CPR Association [https://www.nationalcprassociation.com/how-medical-care-access-impacts-life-expectancy]
2) Avendano M, et al. Why do Americans have shorter life expectancy and worse health than people in other high-income countries? Annu Rev Public Health 2014; 35: 307–325.
3) Merritt Hawkins. 2017 Survey of Physician Appointment Wait Times [https://www.merritthawkins.com/news-and-insights/thought-leadership/survey/survey-of-physician-appointment-wait-times/]

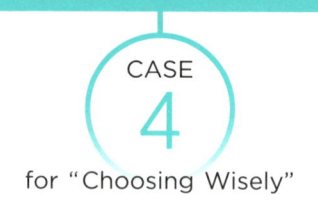

無症候性の下肢閉塞性動脈硬化症に対して血行再建は必要か？

西織　浩信（千葉大学医学部附属病院　心臓血管外科　後期研修医）

体験談：ある日の内科病棟

研修医：病棟に下肢閉塞性動脈硬化症を合併している70歳代の男性がいらっしゃるのですが

上級医：あー、糖尿病やら高血圧とかも未治療だった患者さん

研修医：現状は間欠性跛行症状はないみたいですが、今後症状が出てくるならリハビリの妨げにもなりますし、早めの経皮的治療も選択肢に挙がるんでしょうか？

上級医：まぁ、確かにインターベンションも発達して適応自体は拡大してきてるんだけどね

研修医：やっぱり時代はインターベンションですね！　もしカテーテル治療をやるなら入ってもいいですか?!

上級医：…そもそもChoosing Wiselyの推奨があることは知ってる？

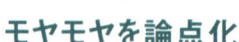

モヤモヤを論点化

- 閉塞性動脈硬化症とは何か？
- 無症候性の閉塞性動脈閉塞症に血行再建の適応はあるのか？
- 早期の血行再建は推奨されないのか？

当てはまる推奨はコレ

- 無症候性の末梢閉塞性動脈疾患（Peripheral Arterial Disease：PAD）の患者、及び、大部分の間欠性跛行の患者に対して、経皮的治療やバイパス手術を第一選択としないこと

団体　Choosing Wisely Canada (Canadian Society for Vascular Surgery)

原文　①Don't perform percutaneous interventions or bypass surgery as first line therapy in patients with asymptomatic peripheral arterial disease (PAD) and in most patients with claudication.

推奨の根拠となる文献を読み解く

● 下肢閉塞性動脈硬化症に対する最初の検査としてABI（Ankle Brachial Pressure Index）を推奨する。跛行症状があるのにABIが正常境界または正常である場合は運動負荷ABIが推奨される

● 無症状の患者で、70歳以上、喫煙、糖尿病、不整脈や他の心臓疾患の合併といったリスクファクターがある人は、その後のリスク管理、予防、薬剤治療が行われる前提で、下肢末梢動脈閉塞症に対するスクリーニングが推奨される

● 無症候性の下肢末梢動脈閉塞症に対して、禁煙が推奨される

● 下肢末梢動脈閉塞症を示唆する画像所見があっても、無症状である場合、侵襲的な治療は推奨しない

● 間欠性跛行がある患者に対して、第一選択の治療として週最低3回（1回30分～60分）12週の運動療法が推奨される

● 薬物療法および運動療法に失敗し、生活機能制限があり、EVT（Endovascular Treatment）または手術によるベネフィットがリスクを上回る場合、EVTまたは手術が推奨される

Society for Vascular Surgery Lower Extremity Guidelines Writing Group, et al. Society for Vascular Surgery practice guidelines for atherosclerotic occlusive disease of the lower extremities: Management of asymptomatic disease and claudication. Supplement 2015; 61 (3); 2S-41S. e.

私はこう考える

閉塞性動脈硬化症とは何か？

初期研修医として入院患者さんを見ていると、プロブレムの中にさりげなく閉塞性動脈硬化症が入っている患者さんにしばしば遭遇する。重症度も、ABIで指摘されただけの無症候性の方から、カテーテル治療後の方まで様々

である。

　閉塞性動脈硬化症とは、主に下肢の動脈に動脈硬化が起こり、血管の狭窄や閉塞により足に流れる血流が減少した結果、間欠性跛行や疼痛が生じる疾患である。より大きな疾患分類に末梢閉塞性動脈疾患があり、閉塞性動脈硬化症はその一つである。症状としては間欠性跛行が7割を占め[1]、他に冷感、しびれ感、症状が進行すると足趾の潰瘍・壊死をきたすこともある。現在わが国での中高年者における硬化率は約1〜3%と推察されている[2]。

無症候性の閉塞性動脈閉塞症に血行再建の適応はあるのか？

　結論から言うと、無症候性の閉塞性動脈硬化症に血行再建の適応はない。

　閉塞性動脈閉塞症の治療は、無症候性であればまず高血圧、脂質異常症、糖尿病、肥満、運動・食事の生活習慣といったリスクファクターの是正が第一である。有症状となった場合には、薬物療法、監視下運動療法が検討され、より症状が進行して中等度、重症になって初めてEVTまたは外科治療が検討される。

　そもそも末梢性動脈閉塞症において、無症候の患肢が血行再建が必要な虚血肢にまで進行する確率は低い。「Edinburgh Artery Study」では、5年の追跡期間において、無症候性患者のうち間欠性跛行を発症したのは約10%、血行再建術を受けたのは約1%であった[4]。適切な管理を行えば、血行再建の必要性は低いのである。

　また、閉塞性動脈硬化症は単なる下肢の機能障害ではなく、全身性の動脈硬化疾患と捉える必要がある。事実、間欠性跛行を有する患者の5年後の全身転帰では、虚血性心疾患、脳卒中といった心・血管イベントによって23%が死亡するということが知られている[3]。よって疾患を診た際は循環器系全体の評価が必要であり、治療としても下肢症状の予防・機能回復だけでなく、脳心血管疾患の予防も重要な目標となる。

なぜ早期の血行再建は推奨されないのか？

　インターベンションおよび手術にはそれ自体にリスクを伴い、たとえばインターベンションでは、血管破裂・解離や遠位塞栓を起こしうる。部位によって異なるが数ヵ月〜数年単位で治療部位の再狭窄も起きうることが知られている。以前は血行再建が第一選択であった症候性の腸骨動脈病変においても、最近は薬物治療の方が歩行距離を伸ばすという報告も見られている[5]。

現在、将来の下肢切断の予防を目的としたカテーテル・手術適応はない。

　研修医としては、末梢閉塞性動脈疾患の特に無症候性の場合のほとんどはリスクファクターへの管理で対応できるという点を覚えておきたい。一方、間欠性跛行のある閉塞性動脈硬化症を合併した患者さんを見た際には、5年後には虚血性心疾患や脳卒中で約23％の方が亡くなってしまう事実を知ると、カルテにある「#閉塞性動脈硬化症」がより重い意味を持って訴えかけてくる。忙しい日々ではあるが、木を見て森まで想像でき、そして介入できるようになると、いっそう臨床が面白くなるかもしれない。

1) 重松宏ほか. 重症虚血肢をめぐる諸問題：日本の現状と診断基準. Ther Res 1992; 13: 4099-4109.
2) 日本循環器学会. 末梢閉塞性動脈疾患の治療ガイドライン（2015年改訂版）.
3) Norgren L, et al. TASC Ⅱ Working Group: Inter-Society Consensus for the Management of Peripheral Arterial Disease (TASC Ⅱ). TASC Ⅱ. J Vasc Surg 2007; 45: S1–S68.
4) Leng GC, et al. Incidence, natural history and cardiovascular events in symptomatic and asymptomatic peripheral arterial disease in the general population. Int J Epidemiol 1996; 25: 1172-1181.
5) Murphy TP, et al. Supervised exercise versus primary stenting for claudication resulting from aortoiliac peripheral artery disease: six-month outcomes from the claudication: exercise versus endoluminal revascularization (CLEVER) study. Circulation 2012; 125: 130-139.

先輩医師はこう考える

中尾　浩一（社会福祉法人恩賜財団済生会熊本病院　院長）

　"To a man with a hammer, everything looks like a nail" とは、Mark Twainの箴言です。ハンマーを手にすれば、出っ張っている物は叩きたくなります。カテーテル治療技術を覚えれば、狭く見える血管は拡げたくなります。たとえそれが「無症候」だとしても。時として "Oculo-stenotic reflex" と揶揄されるインターベンショニストの性癖は、一度は罹患するはしかのようなものですが、時に重症化します。無症候の末梢閉塞性動脈疾患の血行再建に予後改善のエビデンスがないことを知りながら、「やれること」は、容易に「やるべきこと」にすり替わってしまいます。

　ところが、このすり替えには、しばしば患者も加担します。少しばかり狭い血管造影像を示されて、「将来」は進行する可能性があると言わ

れ、「今なら」かなり安全に治療できる（いずれも偽りではない）と説明されたら、どうでしょう。ちょっとした「恐怖アピール」の下で、患者の「この機会を逃したくない（損失回避バイアス）」という心理は、今「やれること」を選択するかもしれません。中には、医師以上に積極的に「修繕」を求める患者もいます。もともと無症候で、厳しい狭窄ではないのですから、治療はまず上手く行き、感謝のメカニズムが動き出します。患者・担当医・経営者の皆がハッピーですが、ここに「社会」の視点はありません。患者に一定のリスクを負わせたエビデンス不十分の治療費の一部は、この患者とは縁もゆかりもない「国民」から徴収した税金です。

　自らが努力して得た治療技術を試したいというのは、ごく自然な欲求といえます。そして、それに抗うのは難しいものです。価値の低い、あるいは無益な医療に進まないよう、血行再建を専らとする医師には「自律」や「stewardship」を求めなければならないでしょう。しかし、それには限界があります。より効果的な手段は2つ。一つは治療適応決定プロセスのコアメンバーに血管形成術を行わない循環器専門医を置き、多職種で治療の「価値」を検討すること。もう一つはこの疾患と治療について、医師と患者間の情報の非対称性を軽減することです。

　「患者の賢明な選択を支援する」というChoosing Wiselyの活動は、治療の価値について医師と患者の対話を促すものですが、医師の時間を奪う面倒な作業かもしれません。しかし、その煩わしさに耐えてこそのプロフェッショナルなのだと思うのですが、どうでしょうか。

ESSAY

4

for "Choosing Wisely"

医療における対話と演劇

小林 遼（国立精神・神経医療研究センター　精神科　後期研修医／青年団演出部）

Choosing Wiselyと"対話"

　Choosing Wiselyにおいて、その目的の一つに「"to promote conversations between physicions and patients by helping patients choose care"：適切な治療選択のために、医師と患者の対話を促進すること」が挙げられ、対話の重要性が謳われている。一方で、演劇は、その成立当初より対話構造に特別な注意を払い、経験的な蓄積が豊富な表現手法である。以上より、この2つが交わることは有益であると考え、医療における対話について、演劇の観点から考察したいと思う。

　以下に、演劇のこと、医療で必要とされる対話の一例、および医療者と患者がChoosing Wiselyをするためにどのような"対話"が考えられうるか、順を追って書いてみる。少しでも腑に落ちてもらえれば嬉しい。

演劇と"対話"

　演劇というと皆さんはどんなイメージをお持ちだろうか。ある一つの考え方として、演劇の上演の良し悪しを「観客が登場人物の物語を通して、彼らの発言や行動に観客自身の経験や思いを重ね感動することができたか」で決めることがある（これをカタルシスともいい、いわゆる「全米が泣いた」などもこの作用の一部である）。

　ただ、ここで僕が用いる「演劇」という言葉は別の解釈になる。それを説明するために、ベルトルト・ブレヒトという演出家を紹介する。ブレヒトは20世紀に活躍した東ドイツの劇作家/演出家である。彼はカタルシスを目的とした演劇感を否定し、観客に批判的な思考を促すことに演劇の価値を見出した。たとえば、悲劇のヒロインの末路に涙するのではなく、彼女の行動や

環境が、どう異なっていたら悲劇は避けられたのかを考えてもらうことが上演の目的だという考え方である。

　彼は上演に没入できないという違和感を「異化効果」と呼び、この効果が発生するような演劇を創った。つまり観客と役者のどちらかがどちらに従属するのでなく、双方向性のコミュニケーション＝"対話"を従来よりも、もっと主体的に行うべきだと考えたのである。医療においての演劇の活用の一つは、この「異化効果」により、医療を受ける側が主体性を取り戻すことではないかと考えている。

医療における対話の特徴

　一方、医療に関して、医療者と患者さんが"対話"することは難しいと感じている。たとえば医療者が丁寧に治療の選択肢と、その流れや病状の経過・予後などを説明しても、「医療のことなんてわかりっこないから、もうお任せするしかないよね」と言われたり、または思うことはないだろうか。こんな"対話"をしてしまう原因は色々ありそうだが、一つの観点として、医療者・患者さんともに「何が患者にとって自分ごとなのか」が整理できていないという見方ができると思う。これが"対話"の難点の一つと考えている。一つの対策として一定のマニュアルを作って対応することが挙げられる、マニュアルがあることで、特に忙しい外来などで、患者さんと医療者が必要最低限かつ必須の情報を確実に受け渡すことができる。

　以前に南生協病院で行われたChoosing Wiselyの勉強会では、検査が行われる際に患者さんが医師に聞くこととして、以下の5つが提唱されていた。

・検査は必要か？
・検査による悪影響は？
・もっと単純で安い検査方法は？
・検査しないとどうなるか？
・検査はいくらかかるか？

　「その検査をするか」という判断において、このマニュアルは一定の価値がありそうだが、さらに個人の価値観を反映するようなChoosing Wiselyを求

められる際はどうしたらよいだろうか？　僕などは「何が自分にとってかけがえのないものですか？」と問われても、普段深く考えていないので面食らってしまう。大切なのは、なんらかの介入によって「それについて考えていなかったけれど、イメージをしてみると自分にとって大切なものだ」という発見をもたらすこと、意識下にある思いを言語化させることではないだろうか。こうした思いを「あぶり出す」作業が重要だと思う。

　この点においてブレヒトの異化効果に似た過程を踏んでみたい。つまり違和感を持つことからどうするか考えてもらうことである。ブレヒトが上手いなと思うのは、対象を一回逸らしてから内省させた点である。自分の気持ちに向き合うのは恥ずかしいが、他人のことなら気軽に意見することはないだろうか。それが自分にブーメランのように返ってくることに後から気づくというわけである。

　詳細は割愛するが、当事者性を取り戻すことは苦痛を伴うこともあるので、医療者による適切なサポートが必要であることを付け加えておく。では実際どういった取り組みを通して実現できるのだろうか。

演劇からの提案

　ここでもう1人、演劇界からアウグスト・ボアールを紹介したいと思う。ボアールは、このブレヒトの思想の流れを汲み、南米にてその実践を遂行した人である。彼は識字率の低いペルーにおいて教育活動を行ったり、当事者による労働環境の改善を促したりした。先ほどの、「あぶり出す」作業を行うためにはどうすればいいだろうか？

　ペルーのある魚粉工場では連続12時間に及ぶ肉体労働という環境だったが、労基なんて、まだ存在してないので第三者が職場改善することはまずない。抗う労働者も実際に行動を起こして職場を変えようとした人はいなかった。そこでボアールはテアトロ・フォーラムと呼ばれる手法を使う。まず、どんな対応がとれるかを各々に聞くと、ノロノロ作業をするとか、機械にぎっしり魚を詰めて故障させ、治るまでの時間休むであるとか、いくつか意見が出た。次に今提案された案を、俳優に工場の各ステークホルダーに扮して演じてもらう。実際に上演を見ると、どうも上手くいかないと思うことがあれば、その人物を俳優と交代して、労働者自身が演じてみる。このような過

程を通して、労働者に思うところの改善案を行動として試してもらい、思ったような結果になったか、感情的な満足感があったのかを確かめてもらった。

　確かにこれだけでは遊びの範疇で現実の労働環境を変えることはない。その分、自らが実行したい・できるという感覚を醸成することに重きを置いている。この一例で"対話"といっても、何も言語・議題を煮詰めるだけが方法でないということ、医療という非専門的分野において、患者さんにどう自己効力感を培ってもらうかという観点で"対話"を構築してもらうことの意義を考えてもらえればと思う。

　ここでは、Choosing Wiselyといっても意思決定に関わる部分をメインに書いた。テーマによって内容も異なれば用いる演劇的手法も異なる。演劇以外でも代替できることはあると思う。大事なのは意見や思いをあぶり出し、患者さんに自己効力感をもって治療選択に関わってもらうことである。同時に、生活や価値観を反映した治療選択を専門家としてサポートするためには、上記に加え、患者さんおよび親族と関係性を作るために、時間がどうしても必要になる。わが国では、かかりつけ医やその施設の医療者、地域では保健師や民生委員などが、こうした手間のかかる"対話"を担っていると感じている。一方で、好事例や各人の手法は、批判分析されることは少ないのが現状で、非医療者の参入を含めた人材育成や交流を進め、"対話"の技術経験を蓄積していくことが肝要である。まずは明日から"対話"について考えてみるのはいかがだろうか？

1) ベルトルト ブレヒト，千田是也，訳．今日の世界は演劇によって再現できるか―ブレヒト演劇論集，1996，白水社．
2) 平田オリザ．演技と演出　2004，講談社．
3) アウグスト・ボアール，里見 実，訳．被抑圧者の演劇，1984，晶文社．

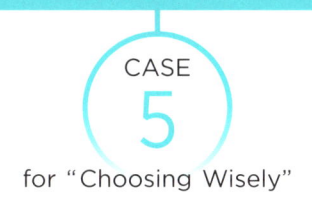

CASE 5

for "Choosing Wisely"

疾患を抱える患者の就労支援のあり方とは?

藤田 佳奈（岡山大学医学部医学科6年）

体験談：地域医療実習で感じたこと

　3年次に広島県のある病院にて地域医療実習をした際に、病院の施設の他に多世代交流施設を紹介していただいた。この施設は「医療・介護事業」にとどまらず「総合的に地域住民の生活を支える事業」という考え方から作られた施設であり、子供から高齢者まで、様々な年代が集う場所を提供することで、お互いを支えあい見守りあうネットワークを構築するという目的で構築されていた。

　施設内にはレストランや図書館、キッズ英会話、コンサート、認知症カフェなど、地域住民が関わりやすい環境づくりにこだわっていた。歳を取ったり物忘れがあったりしても、地域住民に必要とされることで精神的面からも健康を支えているということに非常に感銘を受けた。

　このような見守りネットワークと医療・専門家集団が一緒になって地域全体でトータル＆シームレスケアを実践することは、今後の地域医療に必要であると感じた。

▼

モヤモヤを論点化

- たとえば、がんと宣告された患者ができるだけ今までと近い生活を送れるよう、各患者の生活背景に応じたオーダーメイドの治療方針を立てることは本当にできているのだろうか？
- 患者の望む最適な医療を提供するための多職種連携は広がっているのか？
- 就労を希望する患者に対して、治療と仕事の両立支援の発足・体制構築、理解を深めるにはどうするべきか？

● 臨床的に不必要な休業に承認を与えないこと

団体 Choosing Wisely Canada (Occupational Medicine Specialists of Canada)
原文 ①Don't endorse clinically unnecessary absence from work.

推奨の根拠となる文献を読み解く

● 仕事と身体的・精神的・社会的な「健康」の間には明確な関係がある。つまり患者を身体的な理由で仕事を休ませたとしても、精神的・社会的に「健康」な状況に置いているとは限らない。仕事を休むことが精神的・社会的に患者にストレスを与えることとなり、病状が悪化したり回復するまでにかかる期間がのびたりすることもある。病前の仕事をする能力を維持したり取り戻したりすることも健康保険の重要な目的の一つとされており、病気からの回復や治療予後にも大きな影響を与えるのだ。したがって患者に対して全面的に仕事を休むよう指示することは患者の「健康」を害してしまうことになる。患者に仕事を制限させることは医学的にそうすることが望ましいと断言できる時以外には仕事を辞めるよう強要すべきではない

Great Britain: Department of Health. Working for a healthier tomorrow: work and health in Britain. Dame Carol Black's Review of the health of Britain's working age population: Stationery Office Books; 2008.

● 人々の健康は企業などにとっても重要な資産であり、その中でも特に、企業の生産性向上の大きな阻害要因となるメンタルヘルスへの取り組みを早急に強化する必要がある。たとえば、うつ病等の早期発見・早期対応に企業をあげて取り組むモデルを構築する、心の健康推進企業を支援するなど、地域におけるメンタルヘルス対策を推進することが挙げられる

戸田俊彦. 企業における高齢者の雇用・活用戦略. 滋賀大学経済学会；彦根論叢：1995.
Stay-at-Work and Return-to-Work Process Improvement Committee. Preventing needless work disability by helping people stay employed. J OccupEnviron Med 2006; 48 (9): 972-987.

● また、超高齢社会では労働者として高齢者が活躍できる場を設けることが今後必要となり、高齢者の虚弱化による転倒・骨折のリスクの予防、社会的孤立の予防のために就労や社会参加を促進し、年齢にとらわれずに高齢者が生きがいをもって暮らせる社会を目指す。また、高齢者の健康状態が

医療の発展とともに改善していることから、定年の撤廃による労働人口の増加や生涯複数職の普及を推進する。それに伴って、高齢者が就労を通して社会とより長く関わることが可能となり、健康長寿の推進につながることも期待できる

Kanamori S, et al. Social Participation and the Prevention of Functional Disability in Older Japanese: The JAGES Cohort Study. PLoS One 2014; 9 (6): e99638.

私はこう考える

　今回の体験で、医師は決まりきった治療を提供するのではなく、各患者の生きがいや希望に沿ったオーダーメイドの医療を提供する必要性を感じた。そのためには、患者のQOLに応じた精神面のサポートを重要とし、経済面・社会面で患者が取り残されてしまわないように配慮した治療を提供する必要性を感じた。

　たとえば、患者ががんであることを知った時のショックは非常に大きい。自分を追い詰めたり生きる希望を失ったりする方も多いだろう。そこで、周囲の人とコミュニケーション場や自身の能力を生かして働ける場があることは、新しく生きる目標や立ち直るきっかけとなり、精神的健康を取り戻すチャンスとなる。

　「保健医療2035提言書」[1]が掲げる、保健医療が達成すべきビジョンの一つにも「ライフ・デザイン」が取り上げられている。提言書では、健康は個人の自助努力のみで維持・増進できるものではなく、自己責任で片付けられず、個人をとりまく様々な「健康の社会的決定因子」を考慮し、この社会環境因子の改善があってはじめて個人が各々の価値観や死生観に基づいて健康で豊かな人生を全うすることができ、社会的弱者の健康や生活が守られる、と述べられている。高齢者や疾病・障がいを持つ人を含め、あらゆる人が自らの能力を発揮できるような持ち場・職場を提供することは、人々がその多様性を認めて互いを尊重し、主体的に健康の維持・増進に関与して健康的ライフスタイルを築くことにつながるのである。

　現在、わが国では、保健医療や介護・福祉サービスを切れ目なく提供し、高齢者や障碍者、生活困窮者などあらゆる人々がコミュニティで共存できるような地域包括ケアシステムを実現するために、地域総合ケアステーション

の設置や健康上・生活上のあらゆる課題について身近に相談できるような総合相談サービスの充実など、国民の健康を守るための対策の強化にも取り組んでいる。実際このたび見学させていただいた施設でも、今後予想される高齢者の単独世帯の増加や個人の社会的独立の拡大に対応するために、健康の社会的決定因子を考慮したコミュニティを形成し、個人が「自然に健康になれる」社会環境を作るよう努力されていた。

がんに限らず、身体疾患を有する就労者が治療を継続しつつ、事業場側で健康状態に応じた配慮を受けて治療と仕事の両立の支援がなされるためには、主治医から事業主・産業者を含む担当者に対して、病状や治療状況、業務上の注意などの情報や意見が適切に提供される必要がある。したがって、主治医、産業医を含めた事業場、患者の3者が両立支援に対する価値観の共有とそれに必要な情報の共有をすることで患者一人ひとりにあった社会環境の整備を行うよう求められている。

実際、2018年の1月から厚生労働省では、全国のがん診療連携拠点病院や特定機能病院のうち約20施設とそこで治療を受けている2,000人を超える患者を対象に、治療中の患者の職場への関わり方や病院内での仕事専門スペースの必要性などを聞く大規模調査を行っている。多くの患者が就労可能年齢にもかかわらず、主要企業の大半は患者の負担を軽減できるような整備が未整備であることから、就労を希望する患者への具体的な両立支援の策を早急に打ち出すことに今後のわが国の医療の進展はかかっているのではないだろうか。

1）厚生労働省. 保健医療2035 [https://www.mhlw.go.jp/file/04-Houdouhappyou-12601000-Seisaku toukatsukan-Sanjikanshitsu_Shakaihoshoutantou/0000088647.pdf]

先輩医師はこう考える

谷口 恭 （太融寺町谷口医院）

がん告知後の患者に対し、単に身体的でなく精神的にも社会的にもケアしていく必要があることに留意し、それが実際の現場でどこまでできているかに注目し、モヤモヤと感じたことを明確にするためにChoosing Wiselyを参照されたところが非常に良いと思います。

ここで挙げられたChoosing Wiselyの推奨は、Choosing Wisely Canadaの Occupational Medicine のトップに出てくるもので、それだけ我々臨床医が「誤った指示」をしてしまっていることを示唆しています。実際、「まだ数値が悪い」「抗がん剤の副作用のリスクがある」「再び急変すれば困る」などの理由から職場復帰の許可を出しにくいことがあるのは事実です。患者にとって最適の方法を探るためには、著者が指摘するように精神的・社会的な観点からも「健康」を考察し配慮することが必要です。しかしながら、これを適切に実践するのは思いのほか困難なものです。他職種との連携はもちろん、医師自身も産業医学（職業医学）に関する深い知識を持たねばなりません。そのためには、このChoosing Wiselyのsourceとなった文献をまずは熟読していただきたいと思います。

また、機会を見つけて実際の企業や工場を訪問し産業医学の現場から学ぶことも検討していただきたいと思います。産業医学のカリキュラムには大企業の工場見学が用意されていますが、実際の患者は中小企業に勤めていることも多く、職場でのサポートに限度がある場合も少なくありません。なかには個人事業の事業主というケースもあります。多くの患者は我々医師にはわかりにくい就業上の悩みや葛藤を抱えており、さらに「医師に話しても理解してもらえない」と考えている患者も多く、通り一辺倒の指示は慎まねばなりません。

つまり、文献の熟読や実習への参加は必須ではありますが、それらをいくら繰り返しても職場復帰を望む患者の思いのすべてを理解できるわけではなく、常に「謙虚さ」を持って対応しなければならないのです。とはいえ、患者が医師、そして他の医療者を信頼できたときに、患者を中心としたチームで最高のチームワークをもって職場復帰について検討するのは非常にやりがいがあり、我々が多くのことを学べるチャンスでもあります。著者には、どうかこれからも身体だけでない「健康」について考えてもらい、そして産業医学に対する興味を持ち続けていただきたいと思います。

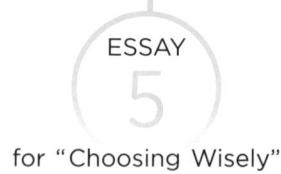

意思決定ツールとしてのEBM・SDMと費用対効果

水田 貴大（堺市立総合医療センター　初期研修医）

"The Answer, my friends, is Blowin' In the Wind. The Answer is Blowin' In the Wind." かの有名なボブ・ディランのあまりにも有名な自曲「Blowing In The Wind」にて幾度となく流れるこの一節は、まさしく "答えのない" 医療現場を彷彿とさせる。医師として働き始めて、医師と他の医療職との仕事で大きく異なるものを一つだけ挙げるとするならば、"答えのない" 医療現場において、責任を持って意思決定をしなくてはならないことだと思う。

臨床現場での意思決定のツールとして有用であるとされる Evidenced Based Medicine（以下EBM）はしばしば「エビデンス通りの判断をすることがEBM」と誤解されがちであるが、EBMの実践にあたり考慮すべきものとしては「エビデンス、患者の病状と周囲を取り巻く環境、患者の意向と行動、医療者の臨床経験」の4つが挙げられる。この4つの視点は、医療現場での判断はエビデンスだけで決まるものではなく、他の要素も考慮するために、しばしばエビデンスの示すものとは異なった判断となることがあるということを示しており、EBMの5つのstep（step①疑問〈問題〉の定式化、step②情報収集、step③情報の批判的吟味、step④情報の患者への適用、step⑤ "step①〜step④" のフィードバック）のうち、最も重要な位置づけにあるstep④において、治療法や診断法が実際に患者に当てはめられるかどうかを判断し、最終的に患者と共に診療行動を決定するために役立つ。

その他、意思決定に関する重要なツールとしては、良好な医療コミュニケーションによる共同意思決定、Shared Decision Making（以下SDM）がある。SDMは医療者と患者との対話を促進し、医療の不確実性に向き合いながら Informed Consent（IC）と補完し合って意思決定に役立つ。SDMは、特にエビデンスの確実性が高くない場合に重要であるとされ、その考え方は、国際規模

で展開されている Choosing Wisely キャンペーンのエッセンスそのものである。

　上記の、Choosing Wisely、EBM、SDM という概念やツールを臨床現場で適用するうえで大きな影響力をもつものの一つとして「医療費」が挙げられる。世界的にも未曾有の超高齢社会に突入した今日の日本においては、医療費の増大は喫緊の課題であり、個々の患者の診療においてだけでなく、地域や集団を対象にした予防医学の観点からも、限りある資源を効率的に分配するために今後、医療費と効果を絡めた費用対効果分析の観点が非常に重要になってくると思われる。

　費用対効果分析を学ぶうえでのポイントは、費用、効果、費用対効果、分析の4つに分けてそれぞれのキーワードや用語、分析手法を理解していくことであり、分析結果を解釈する上での主な注意点としては、①方法論的な限界があり、前提（仮定）次第で結果が大きく変わりうるために政策決定において必ずしも金科玉条の論拠にはならない、②医療費や社会の構造が大きく異なる他国の費用対効果分析を日本でそのまま使用することは不可能、③結果の解釈には、モデルの裏にある前提（仮定）条件も含めて理解し、少なくとも妥当な仮定が置かれているかの評価が必要、などがある。現状として、実際に臨床現場での意思決定に費用対効果分析の結果を生かすまでには至っておらず、費用と効果の概念と指標（リスク比やリスク差、Number Need to Treat：NNT）はすでに臨床現場にあるものの、特に日本では費用対効果の概念がいまだ臨床現場にまでおりてきておらず、その概念をどのように臨床現場での意思決定に役立てていくのかがこれからの課題である。

　しかし、それも時間の問題である。なぜなら、人口減少、超高齢社会、医療費増大が進む日本において、将来的に限られた医療資源の効率的利用の促進・健康改善効果だけでなく医療費抑制効果のある医療サービスへの医療保険の適用、蓄積された各種データを政策立案や現場での意思決定に生かす時代の到来は避けられないからである。まさしく、ボブ・ディランが自曲「The Times They Are A-Changin'」の中で口ずさむように、"時代は変わり"つつある。そしてボブ・ディランがロックの概念を変えたように、変えるのはいつだって若い世代である。

1）五十嵐中，佐條麻里．「薬剤経済」わかりません!!　2014，東京図書．

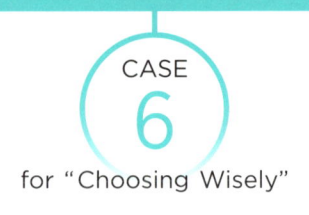

延命治療はいつまで行うべきなのか?

大塚 勇輝（岡山大学病院　卒後臨床研修センター　初期研修医）

体験談：担当患者の急変で感じたこと

　私が医学部6年生の参加型臨床実習で、外科を選択してローテートしていた時のこと。ある朝、病院に来てみると、退院間近であった担当患者さんが前日の夜中に急変してCPA（cardiopulmonary arrest：心肺停止）になり、ICU管理となっていた。自己心拍は再開したものの、自発呼吸ははっきりせず完全鎮静下にて呼吸器管理されていた。脳血流再開までに時間を要したこともあってか、その後、数日経っても呼吸状態や意識に改善はなく、神経学的にも予後不良で意識回復の可能性は少ないと判断された。呼吸器管理下で呼吸循環は保たれて生存はしているものの、元のように元気な状態に戻る可能性は限りなく低い状況下で、今後の治療方針を決めねばならないという状態になった。

　主治医だった指導医が、患者家族に予後がかなり厳しいという説明を行い、よく相談したうえで最終的には、患者家族の「本人が生前、積極的な延命はしないでほしいとしばしば言っていたので、それを尊重したい」という意思に則って、いわゆる世間で尊厳死やDNRと呼ばれるような治療方針となり、呼吸器サポートを中止し本人の自発呼吸に任せることに。数日後に自己心肺停止となり、病院にて看取りを行った。

▼

モヤモヤを論点化

- どういう医学的状況下でならば、積極的加療の中止を行ってよいのか？
- 誰の意見を優先し、誰の責任で中止の判断をすればよいのか？
- 延命的治療を中止する際に、我々医療者はどういった手続きをとり、配慮

をすればよいのか？

当てはまる推奨はコレ

● 患者の価値観および現実的な治療のゴールと一致しない限り、生命維持装置を用いた介入を開始したり、続けたりしないこと

団体 Choosing Wisely Canada (Canadian Critical Care Society. Canadian Association of Critical Care Nurses. Canadian Society of Respiratory Therapists)

原文 ① Don't start or continue life supporting interventions unless they are consistent with the patient's values and realistic goals of care.

推奨の根拠となる文献を読み解く

● 医療は病気の治療や延命を目標とするが、最善の医療を尽くしていても多くの患者の容体は悪化し死に至る。このような中では、症状の緩和やQOL向上により重きを置くべきであり、延命的な治療は "nonbeneficial"（無益）であると多くの医療者が感じている。

　カナダ全土の急性期病床およびICUの医療者を対象としてアンケート調査を行ったところ688人の回答（回答率61％、うち74％が看護師）があったが、82％もの回答者が現行のnonbeneficial treatment（NBT）に対する解決法が不明瞭だと感じていた。NBTの定義として最も賛同が多かったのが、「患者の望んでいなかったQOLまで達するほどの延命治療」と「患者の希望とは異なった目標の延命治療」であった。NBTは、治療の限界を理解できず、予後が悪いということを受け入れられないことに起因しており、そうしたNBTは、患者が死亡もしくは軽快退院するまで続けられていると多くの医療者が回答した。我々はNBTを解決する新しい技法を取り入れる必要があり、そのためにはadvanced care planning（ACP）と医療職へのコミュニケーション教育が最も効果的であるように考えられる

Downar J, et al. Nonbeneficial treatment Canada: definitions, causes, and potential solutions from the perspective of healthcare practitioners. Crit Care Med 2015; 43: 270-281.

● 生命維持を継続すべきなのかどうかなどといったICUにおける終末期治療について、各国の集中治療学会を代表する World Federation of Societies of Intensive and Critical Care Medicine（WFSICCM）としては何か世界共通の声明を出したいと取り組んできた。各国の集中治療系の学会から

CASE 6　延命治療はいつまで行うべきなのか？

67

各々声明が出されていることが明らかになったが、倫理観や文化は国によって多様性があるために声明の内容も異なっており、世界共通のものを定めるのは難しいようであった。しかしながら、その共通点と相違点を洗い出し、議論を推進し、各国内でのガイドラインの策定を先導していくことがWFSICCMには求められている

Myburgh J, et al. End-of-life care in the intensive care unit: Report from the Task Force of World Federation of Societies of Intensive and Critical Care Medicine. J Crit Care 2016; 34: 125-130.

私はこう考える

1. 延命治療の是非

学生時代には、冒頭の体験談以外にも患者さんが同じような危篤状態となってしまう状況に何度か遭遇し、研修医になってからはそうした患者さんの家族に担当医としてIC（informed consent）を行う機会もあった。その都度、延命治療の是非について考えさせられた。医学生・研修医であれば、誰しも1度は似たような患者さんを担当し、同じように疑問を感じたことがあるのではないだろうか。

延命治療の是非は「安楽死・尊厳死を許してよいか？」というテーマに直結すると思われるが、そこに一つの正解があるわけではないと思う。学生時代の頃の私は、患者の生前のLiving willや家族の意思を最優先し、もしそこに延命治療の中止の希望があるならば、それに従うのがベストなのではないかと感じていた。医療経済的な観点でも、限られた医療資源を適切に使用するためには、可能性がゼロに近い延命・蘇生行為を継続するのはどちらかといえば好ましくはないと考えた。けれども同時に、積極的加療を行わないことが医療者としての道徳に反するのではないかという罪悪感も覚え、最終判断を行うことになる医師の精神的負担も強いのではないかとも感じていた。

2. Choosing Wiselyの視点

いまこの原稿を書くにあたり、Choosing Wisely CanadaのCritical Careに関する推奨を知ることとなったわけだが、このChoosing Wisely（以下CW）は、我々医療者のそうした責任感や罪悪感を軽減してくれると感じた。すなわち、むやみに延命治療を行うことを良しとせず、患者の価値観を最優先す

るようにというCWは、我々が医療技術を適用することについてある意味で妥協し、QOLや苦痛緩和を最優先する判断を下すことを応援してくれているように感じた。最大限の治療を行わなくてよいというわけでは決してないけれども、このCWを多くの医療者が知ることによって、医療者の精神的負担の軽減に繋がっていくのではないだろうか。

3. 医師に必要なことは

　研修医になってから気がついたことは、患者や家族が延命治療中止を望むけれども医療者が躊躇してしまうのとは逆のパターン、すなわち、DNR（do not resuscitate：延命治療拒否）の同意を取りたいけれども取れないといった状況も多いということである。医療者が患者や家族にDNR同意を無理強いすることはもちろん論外であるけれども、医学的に予後が厳しいときに患者家族にそのことを理解してもらえず、漫然と誰のためかわからない延命的治療を継続せねばならないといった状況は、特に高齢化が進む現代においては、どこの病院でもありそうな話である。上記した通りCWの元になった論文でも、NBTは治療の限界を理解できず、悪い予後を受容できないが故にそうした状況が生じると言及されている。

　そのためにも、患者の置かれた医学的状況を可能な限り把握して、正確かつ平易な言葉を用いてそれを家族に説明する必要が我々にはある。医学的知識と判断力、そして、患者さんに寄り添い共感し説明するコミュニケーションの能力と技術を、今後の医師人生を通じて身に付けていかねばならないと感じた。

先輩医師はこう考える

笹壁　弘嗣 （新庄徳洲会病院院長）

　危篤状態に陥った患者の年齢や病前の状態、急変がどの程度予想されるか、そのことについて患者や家族とどの程度話をしていたかによって対応は異なりますが、医学的に回復の見込みがなく、かつ、患者や家族が延命処置を望んでいない場合は、無駄な延命処置は中止し、苦痛の緩和のみ行うことを私は躊躇しません。

　臨床現場で主に問題になるのは、患者に回復の見込みがないというこ

とを家族が受け入れられない場合ではないでしょうか。家族は好ましくない事態を予め説明していても、驚くほど想定していないことが多く、さらに不幸な出来事が起こったときには、自分以外の誰か・何かに瑕疵があるのではないかという思考回路に陥りやすいものです。このような場合には、ひたすら丁寧に説明をする以外になく、時には集中治療よりも医療者の労力を要することがあります。このような状況では、ガイドラインは一定の効力を持ちますが、事務的に進めているように家族から見られると、火に油を注ぐことになりかねません。

　また、このような状況に限って、遠方にいる家族が突然現れて、無理難題を突きつけることが少なくありません（このような家族を米国では「カリフォルニア娘」と呼ぶらしい）。家族内の力関係もあり、結局、声の大きい人の意見に流されてしまいがちです。もちろん、こちらに瑕疵がある場合は正直に認めることが大事で、間違ったことについては謝罪しなければなりません。

　現代人は、「死」を「生」の対極としてしか捉えられず、できるだけ遠ざけ、目を背けようとしてきました。その結果、現代の医学で不可能なことはないという立場と、医療など所詮無駄という立場の人が増えたように思われます。このような子供じみた考え方は、極端という意味で同じ穴のムジナです。我々が直面する問題には、答えがないことが多く、重要なことは正解を求めることより問いを立て、それに真摯に悩み続けることではないでしょうか。

for "Choosing Wisely"

薬学生の取り組み、薬剤師に必要なスキルは何か?

金原 加苗（岡山大学薬学部薬学科6年）

　私がChoosing Wisely（以下CW）という言葉を知ったのは、2017年12月4日に開催されたChoosing Wisely Japan Student Committee（以下CWJ-SC）勉強会「きみも今日から桃太郎人材」@中国・四国地方に参加したときであった。それまでは授業でもCWについて聞いたことがなかった。調べてみると、2012年に米国で、2016年に日本でCWの活動が始まったばかりで、授業で習っていないのは納得である。米国保健システム学会が提示する薬剤師が医師・患者に必ず聞く5つのリスト[1]が公開されたのも2017年と、かなり最近のことである。

　そのリストを簡単に書くと、①現在の症状・服用状況を確認しないで新たな薬物治療を開始しないこと、②5種類以上の多剤併用療法や無期限な薬物療法の継続は控えること（市販薬やサプリの使用状況も確認すること）、③患者の現病歴から薬物治療の継続が必要かどうかを確認せずにDo処方をしないこと、④入院前の薬物療法を継続すべきか吟味せずに退院時に入院前と同じ処方を継続しないこと、⑤経口液剤は服用量を正確にすることである。これらのリストには、処方監査や患者さんへの服薬指導など薬剤師業務として大切なことが挙げられている。

　CW活動の最終目標は、目の前の患者さんにとって最適な医療を賢く選択し、対話の促進によって意思決定を共有することである。そのために薬剤師に必要なスキルは何か、あるいは、学生の間に何をしておくべきか。

　まず、目の前の患者さんがどのような患者さんでどのような問題を抱えているのかを把握する力が必要である。問題志向型システム（POS：problem oriented system）を活用し、根底にある問題を明らかにしたい。このシステムには患者情報から問題リスト、計画と経過記録までそろっているので、そ

の患者さんに入退院や他施設への移動など医療担当者が変わるイベントがあったとしても、引き継ぎがしやすくなっている。実務実習中にPOSを拝見する機会があり、記録の仕方は勤務先で統一しているようであった。

　次に、患者さんにとって最良の医療を選択するには、どのような選択肢があるのか把握する必要がある。薬物療法の知識は学生のうちに詰め込めるだけ詰め込んでおきたいし、UpToDateなどの検索ツールも使えるようになっておきたい。これらには「現場を見る、現物を見る、現実的に考える」[2]実務実習が絶好の機会であった。薬学生の実務実習が、薬局で11週間、病院で11週間しかないのは非常にもったいない。

　最後に、最も大事なことは対話である。医療者と患者さん、かつ医療者間で密な対話を行いたい。コミュニケーション力は一朝一夕では完成しないものであり、薬学生がいきなり患者さんと密な対話に挑むのはハードルが高すぎる。そこで、私が行っていることは、勉強会に参加して、現場で働く先生方や他学部生とコミュニケーションを取って対話力を鍛えることである。

　冒頭で紹介したCWJ-SC勉強会に参加したことは、私の人生にとても良い影響を与えてくれた。勉強会に参加したことで、医療現場で働く先生方や他学部の学生方と知り合いになり、薬学部内では得られない情報を幅広く得られるようになった。医学科生が中心になって開催している勉強会やサークルを紹介していただき、さらに新しい知り合いが増えたのである。勉強会に参加することはコミュニケーション力を高めることと知識をつけること両方が得られるので、一石二鳥である。さらに、CWJ-SCのメンバーで作るSNS上で知り合った方々と、直接会ったことはないのに、施設入居の患者さん向けにお花見の動画を作成したことやCWプロモーションのためのLINEスタンプを作ったことは、自分の糧となる貴重な経験となった。これからも幅広いことに興味を持って経験を積み、将来どんな患者さんにも対応できる薬剤師を目指したい。

1) American Society of Health-System Pharmacists (Five Things Physicians and Patients Should Question) [http://www.choosingwisely.org/societies/american-society-of-health-system-pharmacists/]

2) 岡山大学病院薬剤部：実習の理念 [http://pharm.hospital.okayama-u.ac.jp/admission/jitsumu/outline/rinen/]

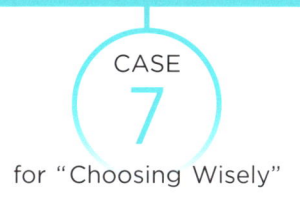

高齢者の細菌尿における
抗菌薬の適正使用とは?

髙橋 佑輔（天理よろづ相談所病院　初期研修医）

体験事例：70歳代、女性、尿路感染症疑い

既往：2型糖尿病（HbA1c 7.8％）、吸収不良症候群（2ヵ月前にポート留置）。

　5日前からの発熱を主訴に近医を受診。尿検査で細菌・白血球を認めたため尿路感染症を疑われた。グラム染色で大腸菌を疑うGNRを認め、尿培養を提出したのちクラビット（レボフロキサシン）500mg×1錠を処方され帰宅となった。

　その後、自宅で様子を見るも症状が改善しないとのことで当院を紹介された。当院受診時のGeneral appearanceは比較的良好であり、バイタルも体温37.8度以外は安定している。症状は発熱・倦怠感以外認めず、排尿時痛や頻尿など尿路感染らしさは抗菌薬投与前から認めないとのことであった（その他、感染のフォーカスを示唆する症状は認めなかった）。身体所見上もはっきりとした異常はなく、ポート留置部分を入念に観察するも発赤・疼痛などは認めなかった。

　5日前からと急性経過の発熱および倦怠感から感染症を第一に考え、症状や所見からフォーカスがわかりにくい感染症として診断をつけにいくこととした。尿路感染症としては経過が合わないことからクラビットを中止し、血液培養を2セット採取した。数日後、血液培養から*Staphylococcus epidermidis*を2セット両方から検出した。さらなる精査を行い、最終的にはポートからのCRBSI（catheter related blood stream infection：カテーテル関連感染症）と診断され、ポート抜去ののち全身抗菌薬投与で治療を行う運びとなった。

モヤモヤを論点化

- 発熱＋細菌尿＝尿路感染症？　高齢者の尿路感染症診断は難しい
- 大腸菌（*E.coli*）による尿路感染症に対してクラビットを処方するメリットとデメリット
- 本症例の診断が困難になった原因は何か？
- 本症例ではポートを抜去する以外の選択肢があったのか？

当てはまる推奨はコレ

- 無症候性の細菌尿に対して抗生物質を用いて治療しないこと

    団体 Infectious Diseases Society of America
    原文 ①Don't treat asymptomatic bacteriuria with antibiotics.

- 特定できる尿路感染症状がない限り、高齢者の細菌尿を抗菌薬で治療しないこと

    団体 Choosing Wisely Canada (Canadian Geriatrics Society)
    原文 ①Don't use antimicrobials to treat bacteriuria in older adults unless specific urinary tract symptoms are present. Infectious disease society of America (IDSA) Choosing wisely

推奨の根拠となる文献を読み解く

- CRBSI が発生することで生じる追加コストは1件あたり600万円近くになることもあり適切な診断・治療が重要となる

    Nakamura I, et al. The additional costs of catheter-related bloodstream infections in intensive care units. Am J Infect Control 2015; 43 (10): 1046-1049.

- 高齢者や免疫不全者の尿路感染症は症状に乏しく、発熱を伴わない場合や頻尿・排尿時痛などの症状を伴わない場合、痛みの部位がはっきりとしない場合などがあり、診断が困難となることがしばしば経験される

    Long B, et al. The Emergency Department Diagnosis and Management of Urinary Tract Infection. Emerg Med Clin N Am 2018; 36 (4): 685-710.

- 高齢者では特に尿検査で細菌尿（特に無症候性細菌尿）や膿尿が認められただけでは尿路感染症とは確定診断できない

    Froom P, et al. The uncertainties of the diagnosis and treatment of a suspected urinary tract infection in elderly hospitalized patients. Expert Rev Anti Infect Ther 2018; 16 (10): 763-770.

- キノロン耐性大腸菌は日本で経時的に増加しており、単純性膀胱炎患者から検出された大腸菌では13.3％が、カテーテル非留置型複雑性尿路感染症患者では30％以上がキノロン耐性（2012年時点）であるとの報告があり、患者背景や地域などで差異はあるとはいえ感受性が判定されていないにもかかわらず、キノロンを処方することは適正とはいえずキノロン耐性やESBL産生菌感染、MRSA感染などのリスクとなりうる

重村克巳ほか. 薬剤耐性を考慮した尿路感染症の抗菌薬治療とは？. 日化療会誌2015; 63 (5): 462-468.
David L. Paterson. "Collateral Damage" from Cephalosporin or Quinolone Antibiotic Therapy. Clin Infect Dis 2004; 38 (4): 341-345.

- CRBSIでは局所症状（発赤、腫脹、熱感）を呈する症例は全体の3％程度であり、本症例のように血液培養の結果から診断される症例も少なくない

Safdar N, et al. Inflammation at the insertion site is not predictive of catheter-related bloodstream infection with short-term, noncuffed central venous catheters. Crit Care Med 2002; 30: 2632-2635.

- CRBSIでは原則としてカテーテル抜去が推奨されているが、*Coagulase-negative staphylococci*（CoNS）が原因の長期留置型カテーテル・ポート関連菌血症では患者状態が安定しており、合併症（ポート留置部分の膿瘍、感染性心内膜炎、椎体炎など）がなければ抗菌薬ロック療法＋全身抗菌薬投与でカテーテルを温存できる場合がある

Clinical practice guideline for the diagnosis and management of intravascular catheter-related infection: 2009 Update by the infectionus Disease Society of America. Clin Infect Dis. 2009; 49 (1). 1 45.

CASE 7　高齢者の細菌尿における抗菌薬の適正使用とは？

私はこう考える

　本症例を経験させていただき多くのことを学ぶことができた。まず第一に改めて尿路感染症診断の奥深さを知ることができた。一連の流れを見てから、発熱＋膿尿だけで腎盂腎炎を疑い経口抗菌薬投与を行ったことが間違いのように感じる方もいらっしゃるかもしれないが、上記の通り、高齢者の尿路感染症は症状に乏しい症例もしばしば経験される。

　本症例の最終診断は、局所症状を伴わないCRBSIであり、血液培養の結果

がなければ診断は非常に難しい。実際に本患者はバイタルが安定しており、General appearanceは悪くなく、悪寒戦慄などの菌血症を疑う症状がなかったことからもCRBSIは鑑別には挙がるものの、初診時に血液培養の採取まで行うかどうか非常に悩む一例であったと考えられる。

　尿路感染症を疑い、グラム染色から大腸菌をターゲットとしてクラビット（レボフロキサシン）を処方されていたことも、上記のようにキノロン耐性大腸菌が増加している昨今になぜ？　と思われる方もいるかもしれないが、本患者は経口摂取が難しいためポートが留置されている。大腸菌をターゲットとした場合に選択される経口抗菌薬は、オーグメンチン・サワシリンやセファレキシン、ST合剤などかと思われるが、レボフロキサシン以外の上記薬剤は1日に数回内服する必要があり、本患者にとって1日に数回内服薬を飲むことが非常に苦痛である状態を考えると、1日1回のみの内服であるレボフロキサシンを処方することは、耐性菌感染のリスクや結核などの感染症をマスクしてしまうリスクなどはもちろん考慮する必要があるが、数回内服する抗菌薬を処方した場合の内服コンプライアンスを考えると非常に判断が難しい。本症例のように感染症学的にベストな選択肢がいつも実臨床で実践できるとは限らず、知識を可能な限りUpdateさせつつ症例ごとにベストに近い、ベターな選択肢を取っていくことの難しさを改めて実感することができた。

　また、本症例ではすぐにポートを抜去して全身抗菌薬投与を行ったため、菌血症はすぐに改善したが、別の選択肢として抗菌薬ロック療法を選択し再発リスクはあるもののポートを温存しにいく選択肢をとることもできた。本患者は2ヵ月前にポートを留置したばかりであり、感染症学的にはポート抜去がベストな選択肢ではあるものの、本症例においてベストな選択肢であったのかはいまだにモヤモヤしている点である。今後さらに精進し、適切な知識を身に付けつつ、患者ごとにベターな選択肢をとれるように学び続けたい。

鄭 真徳（佐久総合病院　総合診療科部長）

　確かに高齢者では尿路感染症の診断に迷うことは多く、本症例のような経過はしばしば経験します。したがって尿路感染症と確信がもてない場合には、鑑別疾患を十分に吟味する必要があります。特に本症例のようにCVポート留置中の方に原因不明の発熱を認めた際には、CRBSIの可能性を常に念頭に置いて、血液培養採取の閾値を下げるなど慎重な対応が望ましいでしょう。本症例では幸い2回目受診時の血液培養から起炎菌が検出されましたが、抗菌薬を投与していたがために菌が検出されなかった可能性も十分考えられます。

　本症例のようにグラム染色の情報が得られた場合に限らず、抗菌薬を投与する際にはターゲットにする菌を想定し、各施設のアンチバイオグラムを参照してから抗菌薬を選択することをお勧めします。患者の状態が悪いために安全性を優先して広域スペクトラム抗菌薬使用がやむを得ない状況もありますが、そうでない場合には、想定される菌に対して効果が期待できる薬剤の中から、なるべくスペクトラムの狭い抗菌薬を選択するという考え方もあります。本症例で、投与の簡便さからレボフロキサシンを選択したことはやむを得ない面もありますが、その場合には投与前に尿培養だけでなく血液培養も提出するなど、より慎重な対応が望ましかったと考えられます。

　CRBSIの治療について、今回の対応は原則に沿っていますが、確かに長期的視野に立てば、なるべくポートを温存したいという考えも妥当といえます。このような唯一の正解があるわけではない問いに対しては、医療者間および患者・家族としっかり話し合ったうえで意思決定していくというプロセスが重要です。

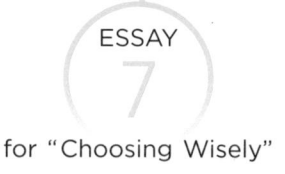

薬剤耐性（AMR）と動物医療

原田 智之（福井大学医学部医学科6年）

　私は医学部入学前、獣医師としてペットを対象とする動物病院で働いていた。当時、動物医療全体において、抗菌薬の適正使用に関する取り組みや啓発はあまり活発でなかった。私自身、学生時代不勉強だったこともあり、診療の際には先輩獣医師の見よう見まねで「下痢にはアモキシシリン」「咳にはクラリスロマイシン」などといったように、本当に抗菌薬が必要なのか、どの抗菌薬が適切かなどを深く検討せずに、イヌやネコに処方していた。

　今になって思えば、検体のグラム染色や細菌培養を行ったうえで適切に薬を選択する、もしくは処方しないと判断しなければならなかったとわかるが、その当時は「無駄な処方を極力やめよう」という雰囲気は、少なくとも私の周りにはなく、治療に不都合がなければ一応抗菌薬も処方しておいたほうが無難だな、という考え方が一般的だった（動物の皮膚科領域などでは抗菌薬使用の閾値を上げようという動きはあったし、現在はもう少し活発になっているかもしれない）。

　医学部に入学してから、薬剤耐性（Antimicrobial Resistance：AMR）が非常に深刻な国際的問題であり、国家規模で対策されていることを知った。特に最近は、人に対する抗菌薬の適正使用だけではなく、家畜などの動物に対する適正使用や、抗菌薬耐性菌による環境の汚染にも気を配る必要があり、この概念を表す"One Health"という言葉を聞くことが増えた。One Healthとは「人、動物、環境（生態系）の健康は相互に関連していて一つである」という考え方である。このOne Healthの重要性を示す具体例としては、ブタ由来のMRSA（methicillin-resistant Staphylococcus aureus：メチシリン耐性黄色ブドウ球菌）が畜産関係者に広がった例や食肉から耐性菌が検出された例、ヒトや動物の排泄物に由来する耐性菌が水系を汚染した例などが挙げ

られる。他にもペットや養殖、農業など広い分野で抗菌薬が使用されているため耐性菌出現の報告も増加している。この観点から考えると、ペットに不要な抗菌薬を投与することで耐性菌が発生し、飼い主やその家族に伝播する、ということも想像に難くない。私は、かつて自分が動物医療において行っていた行為が、間接的に人間の健康に悪影響を及ぼすリスクが大いにあるということにショックを受けた。

　医療者と患者が科学的な裏付け（エビデンス）に基づいて真に必要で副作用の少ない"賢明な選択"を目指す"Choosing Wisely"という素晴らしい活動は今後ますます普及していくだろう。一方で、人間の健康に影響するFactorは医療行為だけに限らない。AMR、One Healthの観点からみると動物・環境などそれぞれの分野においてもChoosing Wiselyの考え方を浸透させなくてはならないのではないかと思う。私の場合は動物医療、特にペット医療に関わっていたので、この分野における抗菌薬の適正使用の普及、向上のために貢献したいと考えるようになった。

　ペット医療においてはまだまだAMR問題の認知度が低く、動物の抗菌薬適正使用に関するエビデンスが少ないことなどがまだ普及に至らない原因だと考えられ、これらを解決するにはどうしたらよいか日々考えている。しかし私個人が知り合いの獣医師たちに、むやみな抗菌薬処方を控えるよう言って回ったところで範囲は限られるうえ、説得力も十分とは言えない。組織的にペットAMR問題に取り組むためには、この問題に興味があり、医学的な観点と獣医学的な観点を持つ仲間が欲しいところである。

　Choosing Wisely Japanの派生団体としてChoosing Wisely Japan Student Committeeという学生主体の組織があり、私も所属しているのだが、この組織のような形で、動物医療分野に関わる人による団体（たとえばChoosing Wisely for Animalsのような名前の）もあったらいいのに、と思っている。今後、医師となってからもAMR、One Healthに関わる活動があれば積極的に参加していきたいと思うし、自分自身どのように主体的にChoosing Wiselyを実践、普及していけるか模索を続けていきたい。このエッセイを読んでいただいた方が少しでもAMR問題、One HealthそしてChoosing Wiselyに興味を持っていただけたら幸いである。

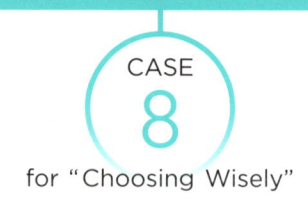

児童が起こす問題行動に対する薬物療法、どう向き合うべきか?

福元 進太郎〔総合病院 南生協病院　内科　後期研修医〕

体験談：児童養護施設のボランティア活動を通じて感じたこと

　私は、小学生対象のギター教室でボランティア講師をさせてもらうことがあった。教室担当者から「ギターを習いたいAくんは5年生です。集団になると落ち着きがなくなり、同級生に暴力を振るったり、暴言を吐くことがあります。クリニックに通院し、薬も飲んでいます。今回はマンツーマンの個人レッスンでお願いします」と申し送りを受けた。

　Aくんは集中してギター練習に取り組み、上達も早かった。ときどき落ち着きがなくなることもあったが、演奏中はおだやかな様子のことが多く、「発表会をやりたい」という前向きな意思表明もみられた。

▼

モヤモヤを論点化

●薬物治療をしているAくんだが、私は「ギターをやっている時の様子では、大きな問題はないと思われる。短所に注目するのではなく長所を伸ばしていけば、集団での行動も変わっていくのではないだろうか?　もしかしたら内服治療を減量もしくは中止できるのではないだろうか?」と考えた。

当てはまる推奨はコレ

●承認された、もしくは証拠に裏付けられた適応がない限り、小児精神障害の行動的および情緒的症状を治療するのに抗精神病薬を処方しないこと

団体 American Psychiatric Association
原文 ②Don't routinely prescribe an antipsychotic medication to treat behavioral and emotional symptoms of childhood mental disorders in the absence of approved or evidence supported indications.

推奨の根拠となる文献を読み解く

- 米国では、Medicaidを利用している児童対象の調査で、10年前と比べて抗精神病薬の使用が3倍に増えていることが判明した。特に、白人と比べてアフリカ系米国人やヒスパニックでの使用増加が目立っていた

Zito JM, et al. Antipsychotic use by Medicaid-insured youths: impact of eligibility and psychiatric diagnosis across a decade. Psychiatric Serv 2013; 64 (3): 223-229.

- 日本では、井上祐紀らの2012〜13年にかけての研究報告で、知的障がい児の行動障害に対して抗精神病薬や抗不安・睡眠薬などが多剤処方・長期処方されているケースが先行研究に比べて多いことが指摘されている

井上祐紀，ほか．知的障害児に併存する精神疾患・行動障害への向精神薬処方の実態—大規模レセプトデータベースを活用したコホート研究—．精神神経学雑誌 2016; 118: 823-833.

- 児童に対する抗精神病薬の処方は、併存する身体的問題や過去の治療歴に注意しつつ、慎重な診断や評価を行ったうえで実施すべきである。特に、就学前・低年齢児童における抗精神病薬のエビデンスは限定的であり、その年齢層への処方はより注意深く行うべきである

Loy JH, et al. Atypical antipsychotics for disruptive behaviour disorders in children and youths. Cochrane Database Syst Rev. 2012; 9: CD008559.

- 心理社会的療法は、破壊的行動に対して持続的な高い効果があり、第一選択の治療法として推奨されている

Comer JS, et al. Psychosocial treatment efficacy for disruptive behavior problems in very young children: a meta-analytic examination. J Am Acad Child Adolesc Psychiatry 2013; 52 (1): 26-36.

- 児童に対する抗精神病薬の使用は、体重増加，代謝内分泌異常などの有害事象を起こしやすく、成人よりも使用に注意が必要である。米国児童青年精神医学会（AACAP）では、抗精神病薬使用前に病歴や家族歴（糖尿病、脂質異常症、けいれん、心疾患）を確認すること、および使用開始後に体重、血圧、血糖、脂質をフォローすることを推奨している

Correll CU. Monitoring and management of antipsychotic-related metabolic and endocrine adverse events in pediatric patients. Int Rev Psychiatry. 2008; 20 (2): 195-201.

Findling RL, et al. AACAP Committee on Quality Issues. Practice parameter for the use of atypical antipsychotic medications in children and adolescents [Internet]. American Academy of Child and Adolescent Psychiatry. [cited 2013 Mar 3].

　近年、ポリファーマシーへの関心が高まるなど、薬剤投与を慎重に行うべきだという風潮が徐々に芽生えているように感じる。「入院となった患者さんを病棟で担当した時、10種類以上の処方がされていて、薬剤調整に苦戦した」というようなエピソードは、研修医であれば誰もが経験するだろう。

　あらゆる薬剤で有害事象が出現する可能性があり、われわれ医師は薬剤投与・処方に際して慎重に決定すべきである。特に児童においては上述したように注意が必要である。しかし実際は、なんらかの精神的問題や発達障がいを抱える児童の問題行動（自傷、他人への攻撃、破壊行動など）を抑える目的で、抗精神病薬が投与されることがある。

　AACAPでは、そのような児童に対して、心理社会的介入や抗精神病薬以外の薬物治療がうまくいかない場合にのみ抗精神病薬を使用すべきであると推奨している。ただし、統合失調症、双極性障害、チック障害などでは一次治療として抗精神病薬の適応があるため、専門医の評価が必要になることもある。また、いくつかの破壊的行動障害に対する抗精神病薬の有効性を示すエビデンスも増えてきており、薬物療法のリスクとベネフィットについて児童および保護者と慎重に話し合い、治療方針を決めていくことが重要であろう。

　今回の事例では音楽をテーマに取り上げたが、音楽療法関連の学会・研究会で児童精神分野は大きなトピックとなっている。ノルウェーのブリュンユルフ・スティーゲが提唱するコミュニティー音楽療法は、「地域の様々な組織やグループを繋ぐソーシャル・ネットワークを確立し、強化することで人々の健康の増進と予防を目的とした音楽療法」とされており、心理社会的アプローチのひとつとして注目される。音楽療法はエビデンスが出にくい分野であるが、今後研究の進展が望まれる。

　そもそも、どのような治療を行うにせよ、まずは治療のゴールが何かを考える必要がある。家庭や学校での問題行動を抑えることは、あくまでも大人側（治療者側）の望むことであり、児童自身が「何に困っているのか」「どういう治療を受け、どのような生活を送りたいのか」についても熟慮すべきであろう。少し話は逸れるかもしれないが、不登校児童に対する治療目標として「学校に行けるようになること」を目指す医師もいれば、「学校に行けなく

ても、その子がのびのびと生きていけること」を目指す医師もいるように、ゴール設定自体も意見が分かれるところである。

激動する時代の中で「生きる困難さ」を抱える児童も多く、個体差・個性の違い・ジェンダーの選択・人種など様々な差異がある中で、子どもたちが多様に共生できる社会を整備していく必要があるのではないだろうか。

先輩医師はこう考える

伊井　俊貴（メンタルコンパス株式会社　代表取締役社長）

Choosing Wisely、今回の症例をどう治療することが最も「賢い」選択なのでしょうか？　問題行動を認めるからといって、やみくもに抗精神病薬を投与することは賢明ではありません。同時に、Choosing Wiselyの推奨文に記載してあることを理由に、鬼の首をとったかのように抗精神病薬を続けるのは「愚かだ」と主張することも同じく「賢い」選択肢ではありません。

考察にもある通り「治療のゴール」によって治療方針は変わってきます。しかし、「治療のゴール」とはどこでしょうか？　学校に行けること？　のびのび生きること？　そしてそのゴールを決めるのは誰でしょう？　Aくんだというとしたら、Aくんが「もう辛いからギターをやめて家に閉じこもる」と言ったらそれを治療のゴールとすべきでしょうか？

最新の認知行動療法で注目されてきている「心の柔軟性」[1]という概念があります。心の柔軟性とは「今この瞬間に、オープンになって、適応的な行動を選択する能力」を指します。心の柔軟性モデルでは最も「賢い」考え方は存在しません。クライアントに我々ができることは、その場その場で、決めつけずに、一番役に立つだろうと考えられる選択肢を批判的に吟味し続けることだけです。

本症例においても、最も「賢い」選択肢は存在しません。Aくんに診察室で向き合い、エビデンスや経験を参考にしつつ、妄信的にならず、Aくんの希望を聞いたうえで適応的な行動が何かを考えてアドバイスする。本症例において、薬剤投与に関して批判的吟味を行っていることは、心の柔軟性が高い態度です。同様の批判的な態度を音楽療法に関しても、

もちろんこのコメントに対しても持ち続け、さらにもしかすると、薬剤を投与するほうがAくんのためになったのではないか？　自分が関わること自体がAくんの自立を邪魔するのではないか？　という可能性も否定しません。何が「賢い」選択かは、自分はわからないという不安な状態を受容して初めて、「多様に共生する・できる社会」を作る手助けをすることができる（かもしれません）。

1）スティーブン・C・ヘイズ（武藤　崇ほか，訳）アクセプタンス＆コミットメント・セラピー（ACT）第2版―マインドフルな変化のためのプロセスと実践―：星和書店：2014.

ESSAY

for "Choosing Wisely"

「院内プラネタリウム」と「対話」

山本 和幸（京都民医連中央病院　初期研修医）

　まず、院内プラネタリウムを見た小児患者さんと親御さんの感想の一部を紹介する。

　「スゲェー！ 星がきれいですごかった」（子ども）
　「きれいだったし、たんじょうびのひの、ほしぞらをみせてくれたのでうれしかったです。ありがとうございました」（子ども）
　「血球が低く見にいくことが難しいと言われていた中、皆様のおかげで娘とよい思い出ができました。辛い治療の最中に娘と、フッと力を抜くことができたひととき。感謝以外の言葉が見つかりません。娘が生まれた日の夜空。私にもいろいろ思い出されることが多くありました。すてきな空間に、娘とよい思い出ができたことを大変うれしく思います。ありがとうございました」（親）
　「とても素敵な時間でした。入院してから、星を見るということはありませんでした。ナレーションの方の "今生きている" という言葉がひびきました。今、この病院で、辛い治療をしている子供は、辛いながらもちゃんと生きているんだということ。考えさせられました。これからは、窓から星をながめてみようと思います」（親）

　当時医学部5年生だった私は、病院で「院内プラネタリウム」を開催するイベントを行っていた。「星つむぎの村」の高橋真理子さんにご協力いただきながら、プロジェクターを用いて、病院内の天井や専用のドームにナレーションと共に星空を投影した。イベントを開催するきっかけは、私が病院実習で担当した10歳の男の子との出逢いだった。彼は、病院が「退屈で楽しくな

い場所」と感じており、テレビ鑑賞やゲームで時間をつぶしていた。10歳という感性が豊かな時期に、日々の退屈さを抜け出し楽しいと感じる時間を提供したいと考え、小児科向けに「院内プラネタリウム」を開催することにした。星空を映した暗がりの中では、天井や壁の存在は消え去り、大きな世界に包み込まれる。病室とは異なる広い空間に、部屋は「わー！ すごい‼」という声でいっぱいになった。

　子どもたちに好評だった活動だが、開催をしていくうちに2つの新たな価値を感じるようになった。

　まず1つ目は、子どもたちだけでなく、ご家族みんなにとって価値ある時間を演出できたということである。出来るだけ小児患者さんの家族も一緒に参加してもらうようにした。そうすることで、プラネタリウムを鑑賞している時間が家族団欒の時間になれば良いと思ったからだ。ご家族みんなで参加される方もたくさんいて、みんなで楽しそうに話をしながらプラネタリウムを見ている姿は家族団欒の時間そのものだった。終わった後に「家族みんなで何かをする時間は久しぶりだった。いい思い出になった。感動したよ。ありがとう」と声をかけてくださるご家族もいた。入院生活では多くの苦悩があると思う。家族みんなで思い出せる楽しい思い出は少ないかもしれない。しかし、いつかプラネタリウムを楽しい思い出として思い出してもらえたら、これほど嬉しいことはない。このご家族の言葉で、そのような価値を生み出せたのではないかと感じることができた。

　2つ目はプラネタリウムがお母さんの精神面のケアにおいて一助になる可能性である。開催を重ねるにつれてお母さん方とお話する機会も増えた。色々なお話を聞く中で、お母さん方の精神的負担が大きいと感じるようになった。それを特に感じた出来事があった。

　プラネタリウムを見終わったあと、ずっと涙が止まらない様子のお母さんがいた。そのお母さんの側には看護師さんが寄り添っていた。しばらくの間涙を流したあと少し気分が晴れたような表情で病室へと帰って行った。あとで看護師さんにお母さんの涙の理由を伺うと

　「お母さん嬉しかったみたいです。○○ちゃんの喜ぶ顔を見れたことが。小児患者さんをもつお母さんは治療のために嫌がる子どもに薬を飲ませたり、注射をさせたりしないといけない。本当はお母さんだってそんなことはした

くないけれど、心を鬼にしてそうしないといけない毎日なんです。普段は気丈に振る舞っていても、子供の病気は自分のせいだと自分を責めているお母さんも多いんですよ。やっぱりお母さんは喜んでいる子どもの顔を見ていたいものなんですね。心に溜め込んでいたいろんな気持ちがプラネタリウムをきっかけに溢れ出たようです」。

　この言葉を聞いたときに、お母さんには私が想像していた以上の苦悩があることを知った。そして、その苦悩を一人で抱え込んでいる方が多いのではないかと思った。小児患者さんはもちろんのこと、お母さんにも感情を解放できる機会が必要だと思った。しばらくの間涙を流したあと、少し気分が晴れた様子で部屋に帰って行ったお母さんの姿からプラネタリウムが感情を解放するきっかけとなりうると思った。

　患者さんやご家族の苦悩をすべて理解することは私には到底できない。しかし、学生という立場だからこそ築ける関係性がある。その中で、自分に「何ができて、何ができないのか」見極め、できることから始めたいと思った。プラネタリウムは医学生だった私に、患者さんやご家族、医療者と対話をする機会を与えてくれた。

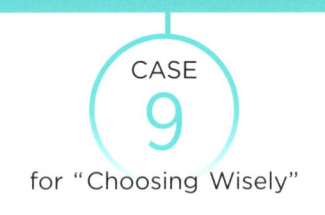

赤ちゃんにとって安全なお産とは?

大川 隆一朗（国保総合旭中央病院　産婦人科プログラム　初期研修医）

体験事例：生後5分、新生児、女の子

　母は40歳代。35歳の時から不妊治療を受けている。今回は2人目の出産で、妊娠37週2日に予定どおり帝王切開で出産した。児は出生後5分で陥没呼吸を認め、新生児一過性多呼吸に陥ったため新生児集中治療室（NICU）に入院となり、一時的に挿管による呼吸管理を要した。しかし呼吸状態がなかなか改善せず、肺の成熟を促す薬品を投与し、出生6時間後にようやく安定した。その後の児の成長は良好である。

　37週0日から41週6日が「正期産」ということくらいは知っていたが、上級医に聞いてみると、「分娩予定日って結構いろいろな要素が絡んでいて、必ずしも赤ちゃんにとってのベストにならない時もあったりするね」とのこと。出産に予期せぬトラブルが生じうることはある。だが、なるべくそれを減らすにはどうすべきか?

▼

モヤモヤを論点化

- 出産にベストな時期とは結局いつなのか?
- どれくらいが予防できるトラブルなのか?　またそうでないトラブルなのか?
- 赤ちゃんにとってのベストを選択できない理由とはなんだろう?　その場合、何を改善すべきだろうか?

当てはまる推奨はコレ

- 妊娠39週0日以前に、医学的適応のない分娩誘導もしくは帝王切開の予定

を組まないこと

団体 American College of Obstetricians and Gynecologists
原文 ①Don't schedule elective, non-medically indicated inductions of labor or Cesarean deliveries before 39 weeks 0 days gestational age.

● 子宮頸部が良好な状態にない限り、妊娠39週0日から41週0日の間に医学的適応のない分娩誘導を行わないこと

団体 American College of Obstetricians and Gynecologists
原文 ②Don't schedule elective, non-medically indicated inductions of labor between 39 weeks 0 days and 41 weeks 0 days unless the cervix is deemed favorable.

推奨の根拠となる文献を読み解く

● 医学的根拠なく早期の分娩誘発を行うことは、新生児に合併症を引き起こすことにつながり、母子のどちらにとっても利益にならない

● ガイドラインが存在しているにもかかわらず、いまだに早期の分娩誘発や帝王切開が行われている

● 妊娠39週に先立つ分娩誘発についての医学的指標は多くあり、医師が医学的指標のない分娩誘発や帝王切開を避けるのに有用である。しかしこれらの医学的指標に照らしたからといって、39週以降の分娩誘発が母子にとって全くリスクがないというわけではない

● 妊娠における「正期産」といった言葉の定義が、「安全な出産」を示していると一般に誤解されている面がある。ある調査ではたった25.2%の女性しか正期産がいつなのか知らなかったうえ、実に92.4%の女性が39週以前の分娩は「安全」だと思っていたという

● 39週前に比して、37〜38週の予定帝王切開では、呼吸障害の出現・低血糖・sepsis・NICU入院など adverse events 出現のリスクが有意に上昇する

Elimination of non-medically indicated (elective) deliveries before 39 weeks gestational age. Main E, Oshiro B, Chagolla B, Bingham D, Dang-Kilduff L, Kowalewski L (California Maternal Quality Care Collaborative). California: March of Dimes; First edition July 2010. California Department of Public Health; Maternal, Child and Adolescent Health Division; Contract No: 08-85012.

　お母さんも、生まれてくる赤ちゃんも、なるべく万全の状態でお産に臨めるようにと医療は進歩してきた。それに並行して今やお産は病院で行うのが一般的であり、少し前は救いようのなかった早産児や低体重の赤ちゃん達も命を繋げる時代が来ている。

　お産を取り巻く環境や事情をまず医療施設の側から考えてみる。妊娠の過程に医療が寄り添うことに加え、赤ちゃんがお母さんから出てくるその瞬間には、医師をはじめとする医療資源が集中的に必要になる。お産一つとっても、産婦人科医、帝王切開や無痛分娩であれば麻酔科医、赤ちゃんに何かあった時に対応してくれる小児科医…と、多くの人手が必要なことは想像に難くない。病院としては医師や看護師が少ない時間帯でリスクのある分娩や手術が発生することは避けたい。ゆえに病院にあっては分娩誘発や予定帝王切開という方法を用いて、マンパワーがあり対応可能な時間にお産を集めるように予定を立て、安全にお産を行えるように管理しているのである。逆に、こうした管理の外にあるお産はどうしてもリスクを伴わざるを得ない。妊婦健診にかからず全く病院側に情報のないままのお産であるとか、夜間に陣痛が始まってしまいかかりつけの医師でない産婦人科医が対応する場合、もしくは産婦人科医自体がいない場合もそうであるし、たとえ入院していても予定より早く陣痛が始まってしまい、別のオペで医師が手を離せない場合など、いずれにせよ医療側がベストなパフォーマンスを発揮できない状況は無数に考えられる。

　一方、妊婦さんやその家族の側から見た事情はどうだろうか。出産予定日付近にどうしても外せない予定がある、早生まれを避けたい、勤め先や産休の都合など、どうしてもこの日のお産は避けたいもしくはここで産みたいといった希望がある場合も多い。他にも、欧米に比べいまだに「お腹を痛めた子でないと」といった風習の名残がある日本では割合こそまだ高くないが、無痛分娩を選択しようと思えばそれを実施している病院を選んでかかる必要があるだろう。

　こうした双方の事情から、分娩日をあらかじめ決めて分娩誘発や帝王切開により出産することはお産のリスクを減らし、同時に社会的な事情や希望に沿う方法だと言える。ただし、ここに「生まれてくる赤ちゃん側の希望」が含まていない点に注目いただきたい。生まれてくる彼（彼女）らから直接聞

くことは叶わないため、様々な研究や統計が重ねられ、同じ正期産の中でも「39週での出産は、妊娠37〜38週に比べ児にとってリスクが少ない」ことが近年ようやくわかってきた。

　母子ともにトラブルなく、医療者が万全の体制で、産みたい時期に安全にお産が行える。これが理想であるが、上記のような様々な事情が存在し、互いにバランスを取り合いながらそれぞれのお産は実現しているといってよい。しかしなんといっても見直されるべきは「児の安全」であり、これについて医師と妊婦の双方が今一度注目し、正しい知識を共有することが必要である。

先輩医師はこう考える

柴田　綾子（淀川キリスト教病院産婦人科）

　妊娠・分娩に関しては、まだ医学的に解明されていない領域が多く、新しい研究によってエビデンスが常に変化しているのが現状です。2019年の米国コホート研究では、妊娠39週で分娩誘発を開始した群の方が、帝王切開率や妊娠高血圧症候群発症率が低く、出生児に有意な合併症上昇はなかったという報告があります[1]。NEJMに2018年8月に発表されたRCTでは、39週での誘発群のほうが自然待機群より帝王切開率が有意に低かったと報告されています（新生児合併症も少なかったが有意ではない）[2]。妊娠42週以降は胎盤機能低下により、胎児の周産期死亡率が上がるとされており、一概に分娩時期を遅くすればいいというものでもないのが難しいところです。

　推奨のように妊娠41週から誘発を始めた場合、42週までに生まれない場合も多く、その際に胎児死亡のリスクと勘案し帝王切開にするのか、誘発分娩を続けるのが悩ましいところです。加えて、年末年始やゴールデンウィークでは予定手術を組むことができず、どのようにしたらいいか非常に悩んでいるのが現状です。

1) Souter V, et al. Maternal and newborn outcomes with elective induction of labor at term. Am J Obstet Gynecol 2019; 220 (3): 273. e1-273. e11.
2) William A. Grobman et al. Labor Induction versus Expectant Management in Low-Risk Nulliparous Women. N Engl J Med 2018; 379: 513-523.

「言葉」をめぐる考察
──医療における熟慮と選択

外山 尚吾（京都大学医学部医学科5年）

　率直なところ、私はChoosing Wiselyの活動に深くは関わってこなかった人間である。しかし外側にいる人間だからこそ言えることを探した結果、「言葉」をテーマに論を進めていくこととする。

　拙稿を書くにあたり、まずはChoosing Wiselyがどのような理念のもとに活動している団体なのかを知るべく、医学書院に掲載されたCWJ-SC（Choosing Wisely Japan Student Committee）メンバーである荘子のコラム[1]を読んだ。そこには「『過剰医療の適正化』が強調されやすいためか、Choosing Wiselyは『医療をやらないことを推進している』と思われがちだが、『やるかやらないか』ではなく、『なぜやるか、なぜやらないかについて、患者と医療者の間で対話する』ことが本質」と書かれていた。

　私はその考え自体には大いに賛成であるが、しかし違和感を覚えた。間もなく私は、その違和感が、Choosing Wiselyの活動についてほとんど知らなかった自分が漠然と抱いていた印象と、実際調べて知ったChoosing Wiselyの理念との差異から生まれているのだと気がついた。

　それは特に、"Wisely"という副詞が原因なのではないかと考える。wiseをwisdom英和辞典でひくと一番に出てくる意味は、「賢い」である。つまりそれに即して訳すとChoosing Wiselyは「賢く選ぶ」という意味になり、私もChoosing Wiselyという言葉だけを知っていた時期は脳内でそう訳していた。第151回日本医学会シンポジウムのタイトルにも「賢明な選択」という言葉が使われている[2]。

　ここで注目しておきたいのは、「賢い」というのは多分に価値判断を含んだ言葉である。この「賢い」というのはいったい誰の判断する「賢い」なのだろうか。それが診療に関わる医師なのか、当事者としての患者なのか、学会

なのか、はたまたChoosing Wiselyという名の団体なのか。そこが見えてこない。加えて、そのどれであるにしても、「賢明な選択」のという言葉の裏には「賢明でない選択」が暗に存在する。つまり「賢い」あるいは「賢明」と言ったときに、それは何らかの価値観に基づいて誰かがその「選択」が良いか／悪いかを判断する帰結主義的な印象を受ける人がいるのは避けられない。始めはWiselyという副詞に違和感の原因があると言ったが、こうして考えてみると、そもそも「選択する」という言葉自体も、治療を構築するプロセスではなくその結果に焦点をあてた動詞とも解釈できる。

すなわち、この「賢明な選択」という和訳から（少なくとも私が）受ける印象は、（誰かにとっての）「より良い世界」があり、それにいかに近づくことができるか、というある種イデア論的な発想である。一方、荘子が先述のコラムで述べるところのChoosing Wiselyが目指すのは、対話を重視した、構成主義的な世界観であって、これらは乖離しているように思える。

ここまで書いた後に、改めて別のChoosing Wisely資料をあたってみたところ、あることに気がついた。それは、日本内科学会雑誌に掲載された小泉俊三先生の紹介文[3]も、羊土社のレジデントノートの座談会企画における徳田安春先生の説明[4]も、背景の説明は『過剰医療の適正化』いう文脈でなされているということだ。「過剰」あるいは「やり過ぎ」というのは、どこかに「正常」のラインがあって、そこからの「逸脱」を意味する。すなわち、これらの言葉は「賢明な選択」「賢明でない選択」という対比の構造と非常に相性が良い。この過剰医療という文脈で考えると、Choosing Wiselyの「賢明な選択」という日本語訳もあながちしっくりこないわけではない。これは先ほどの結論と矛盾する。どうやら私は単純化し過ぎていたようだ。もう少し掘り下げて考えてみる。

Choosing Wiselyというものをさらに深く理解するために、各専門学会によって作成された、臨床的意義の低い5つの診療行為を列挙する「5つのリスト」を眺めてみる。するとたとえば、"Don't recommend～"という単語を用いて書かれた文章は、これは明らかに（この場合は学会にとって）「賢明でない選択」と判断されたものだとわかる。一方で、"Don't perform routine～"という形をとっているのもあるのがカギである。これらが禁止するのはあくまで「ルーティーンとして」その治療を行うことであり、実際に治療を

決定する過程には『なぜやるか、なぜやらないかについて、患者と医療者の間で対話する』が求められるだろう。

　つまり、「5つのリスト」が対象とするのは、明らかに「賢明でない」選択からグレーゾーンに至るまで、グラデーションとして存在していると捉えると理解しやすい。そして、前者の性質のほうにより注目すると「過剰医療」の話が浮き上がり、後者の性質に焦点を当てると、「対話的に構築」というキーワードが見えてくる、という構造になっているのだ。私の混乱はここに起因していた。この複雑性・重層性が、Choosing Wiselyをその真意を理解することを難しくしているのと同時に、活動のキモであるとも言える。

　さて、ここまで、Choosing Wiselyと「言葉」についてぐるぐると思考した過程を、あえてその混乱を残したまま記してきた（「過剰医療」の文脈から入って「対話」の議論へ行き着くのが本来の順番なのだろうが、たまたまそれが逆転した形で分析が進んだことにここで言及しておく）。結局のところ、私が拙稿で強調したいのは、日本においてこれからキャンペーンを拡大していくにあたり、使用する「言葉」について今一度検討するべきだということである。

　たとえばChoosing Wisely Italyは "Slow Medicine" という団体によってpromoteされている[5]。この事実から、イタリアではChoosing Wiselyが「一度立ち止まって考えてみること」に焦点をあてて解釈されていることが推察される。このように、Choosing Wiselyを通じていちばん伝えたいことは何なのかということを今一度議論したうえで、どのような言葉を使うのか決めていくという過程を踏むべきなのではないだろうか。Choosing Wiselyをそのまま使うのか、「賢明な選択」か、はたまた別の日本語か。この活動の複雑性を鑑みてメッセージを1つに絞るべきではない（＝対応する日本語が2つある）という結論になるのかもしれない。残念ながら私は今のところ妙案を持ち合わせていないが、いずれにせよ最も大事なことは、言葉という看板が与える第一印象と、実際に伝えたいと思っていること、その関係に常に意識的であることである。

1）「学ぶ専門家」医学生が医療の選択にかかわる意義. 医学書院, 2018. (Accessed 10 October, 2018, at [http://www.igaku-shoin.co.jp/paperDetail.do?id=PA03264_03]

2）医療の「賢明な選択」、国内外で機運高まる. m3.com, 2017. (Accessed 11 October, 2018, at [https://www.m3.com/open/iryoIshin/article/534398/]

3）小泉俊三. Choosing Wiselyキャンペーンについて. 日本内科学会雑誌　2016; 105: 2441-9.

4）徳デントノー場にようこそ～さまざまな年次から考えるChoosing Wiselyのリアル. 羊土社, 2107. (Accessed 11 October, 2018, at [https://www.yodosha.co.jp/rnote/zadankai/index.html]

5）Choosing Wisely Italy. (Accessed 12 October, 2018, at [https://www.choosingwiselyitaly.org/index.php/en/]

ESSAY 9　「言葉」をめぐる考察─医療における熟慮と選択

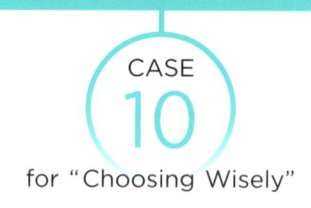

CASE 10

for "Choosing Wisely"

睡眠薬を含むポリファーマシーへの
適切な介入・減薬のあり方とは?

古川 由己〔総合病院 南生協病院　初期研修医〕

体験事例

【事例1】80歳代、男性、食思不振で救急外来を受診

　BUN/Cr比高値、貧血、黒色便を認めた。急性冠症候群の既往と冠動脈バイパス術の治療歴、関節痛、便秘の既往あり。抗血小板薬、NSAIDs（非ステロイド性消炎鎮痛薬：Non-Steroidal Anti-Inflammatory Drugs）、ベンゾジアゼピン系をはじめ17種の内服薬あり。上部消化管内視鏡検査で十二指腸潰瘍瘢痕を認めた。

　NSAIDsによる十二指腸潰瘍との診断で入院加療中、内服薬の整理を提案した。複数の科にかかっていて多くの薬を出されているが、普段の外来ではなかなか相談できず、できれば減らしたいとのことだったので、現在の症状を尋ね、処方目的が不明確で必ずしも必要ではなさそうなものから順に減薬し、退院時には10種にまで減薬できた。特に、眠前内服となっていたベンゾジアゼピン系は、不眠の訴えがなかっただけでなく、冠動脈バイパス術の後の薬との認識だった。

【事例2】50歳代、女性、COPD急性増悪で入院

　うつ病、不安症、不眠症の既往があり、三環系、ベンゾジアゼピン系、SSRI、NaSSAと、精神科だけで5種類の内服薬あり。その他、合わせて内服薬は20種類を超えていた。

　事例1を経験して、担当入院患者さんの減薬にやりがいを感じ始めていた私は、COPD急性増悪の治療と並行して、精神科の先生にどれか減らせそうにないか相談をした。外来では減らそうにも減らせないものも、

入院を機に減らせられればと思ってのことだった。しかしこの患者さんは数年前に希死念慮がみられたこともあり、薬をいろいろ試して今の状態で落ち着いているということで、減薬は試みないことにした。他の薬に関しても減らしたほうが良いだろうかと思い、患者さんに薬が多すぎると感じたことはないですか？と、それとなく質問したが、もう慣れてしまって特に不便には感じていないです、とのことだった。結局、これ以上、減薬の努力をすることは、あまり患者さんのためになるわけでもなさそうだと判断した。

▼

モヤモヤを論点化

- どうしたら減薬の意欲を高められるだろうか？
- そもそも減薬は患者のためになるのだろうか？

当てはまる推奨はコレ

- 急性期病院入院中に開始されたベンゾジアゼピン系薬を、理想的には退院前に、慎重な見直しや減薬、中止を計画なしに、ルーチンに継続しないこと

  団体 Choosing Wisely Canada (Canadian Academy of Child and Adolescent Psychiatry / Canadian Academy of Geriatric Psychiatry)

  原文 Canadian Psychiatric Association ⑨ Don't routinely continue benzodiazepines initiated during an acute care hospital admission without a careful review and plan of tapering and discontinuing, ideally prior to hospital discharge.

- ベンゾジアゼピン系薬や他の鎮静・睡眠薬を、高齢者の不眠に対する第一選択として用いないこと

  団体 Choosing Wisely Canada (Canadian Academy of Child and Adolescent Psychiatry / Canadian Academy of Geriatric Psychiatry)

  原文 ⑬ Don't use benzodiazepines or other sedative-hypnotics in older adults as first choice for insomnia.

推奨の根拠となる文献を読み解く

- 高齢者における潜在的に不適切な医薬品をリストアップした、アメリカ老年医学会のBeers criteria（2012年版）では、高齢者はベンゾジアゼピン系への感受性が高く、代謝が遅くなっており、認知機能障害・せん妄・転倒・

骨折・交通事故のリスクになるため、不眠症治療にベンゾジアゼピン系薬剤を使用しないことを強く推奨している。

American Geriatrics Society 2012 Beers Criteria Update Expert Panel. American Geriatrics Society updated Beers Criteria for potentially inappropriate medication use in older adults. J Am Geriatr Soc. 2012; 60 (4): 616-31.

● 後方視研究（n=75）において、慢性期病棟に入院した75歳以上高齢者でベンゾジアゼピン系薬剤を中断した患者は中断しなかった患者に比べて、興奮が増加傾向であったことを除いて認知機能運動機能の悪化なく在院日数が短い傾向にあった。

Yokoi Y, et al. Benzodiazepine discontinuation and patient outcome in a chronic geriatric medical/psychiatric unit: a retrospective chart review. Geriatr Gerontol Int. 2014; 14 (2): 388-94.

私はこう考える

　事例1を「睡眠薬を含むポリファーマシーへの介入成功症例」、事例2を「検討したが実施しなかった例」として紹介するのが当初の予定だったが、後日談がある。

　事例1のカルテをフォローしていたら、後日外来で不眠を訴え、種類は違うものの睡眠薬の処方が再開されていたのだ。入院中に減薬し、なんだやっぱり不要だったではないか！　と私が思っていた睡眠薬も、実はきちんと効果があったのかもしれない。すべての薬に副作用があり、不要な処方は慎むべきだろうと今でも思っているが、患者さんにとって減薬が意義があるかどうか以上に、減薬すること自体に楽しさを感じていたかもしれないと反省した。

　日本のガイドラインでもポリファーマシーが問題とされている[1]が、その根拠となっているのはあくまでも観察研究であり、使用薬物数の数と、有害事象の発生に相関がある、ということにすぎない[2]。同じく観察研究だが、使用薬物数が多いと有害事象に関しては多いものの、死亡リスクに関しては少ないという報告もある[3]。2018年のコクランレビュー[4]でも、ポリファーマシーへの介入が臨床的に意義があるかについて結論を出せないでいる。

　「SDMなきEBMはエビデンスの専制である」[5]という、EBMの誤解が多いために生まれた言葉がある。そもそもEBMのStep1では、その患者にとって

意義のあるアウトカムが何かを考えてclinical questionを明確にするのが重要
であり、Step2、3で情報の収集と批判的吟味をした後に、改めてStep4で患
者の意向を踏まえて適用を検討するのが重要とされている。「SDMなきEBM」
など、そもそもEBMではないのだ。一方、Choosing Wiselyには患者の意向
を踏まえるということがどれだけプロセスに含まれているだろうか？ 「患者
の意向、医療者の臨床経験、医療現場の条件を踏まえないChoosing Wisely
は、Choosing Wiselyリストの専制である」とならないだろうか。目の前の
患者さんにとって何が大事なのかを大事にしていきたいと思った事例だった。

1）日本老年医学会. 高齢者の安全な薬物療法ガイドライン2015.
2）Kojima T, et al. High risk of adverse drug reactions in elderly patients taking six or more
   drugs: Analysis of inpatient database. Geriatr Gerontol Int 2012; 12: 761-762.
3）Lu WH, et al. Effect of polypharmacy, potentially inappropriate medications and anticholinergic
   burden on clinical outcomes: a retrospective cohort study. CMAJ 2015; 187 (4): E130-137.
4）Rankin A, et al. Interventions to improve the appropriate use of polypharmacy for older people.
   Cochrane Db Syst Rev 2018; 9: CD008165.
5）Tammy C, et al. The Connection Between Evidence-Based Medicine and Shared Decision
   Making. JAMA 2014; 312 (13): 1295-1296.

先輩医師はこう考える

吉村 健佑（千葉大学医学部附属病院　次世代医療構想センター長　特任教授）

　総合病院での診療を経験した精神科医の立場からコメントします。患
者さんの入院を機に、処方内容をシンプルにしようとする態度は大変に
重要です。限られた外来診療の時間では、十分な服薬指導や患者さん自
身の減薬の不安に対応する時間がとれず、ややともすると漫然とした多
剤処方、長期処方が「計らずも」続くことはあり得ます。数年にわたり
長期に内服してきた薬剤であっても患者さんの加齢や肝機能・腎機能の
低下に伴って副作用のリスクが高まり、処方の見直しが必要なケースも
散見されます。その点で、著者の考えと行動は合理的といえるでしょう。

　減薬を成功させるためには、いくつかのポイントがあります。まずは
丁寧な診察と情報収集により、副作用の発現や患者さん本人の不具合に
ついて整理してゆくことです。向精神薬に限ると、たとえば三環系抗う
つ薬の多くは抗コリン作用から便秘、尿閉、ふらつき、口渇を起こしま

す。また、抗精神病薬ではアカシジアやジストニア・ジスキネジアなどの錐体外路症状をきたします。多剤併用によって起こしうる過鎮静も重要な副作用です。薬剤からきたしうるこれらの症状を丁寧に観察することが第一歩になります。また、各薬剤の薬理作用を踏まえ、処方開始や増量のタイミングなどについて診療録を見返し、主治医の処方意図通りの効果に至っているかを検討しましょう。各薬剤の「益」と「害」のバランスを検討する材料を集めるのです。ここで力になってくれるのが、院内の薬剤師である。専門家の力をかり、上記の情報収集を進めてみましょう。自分の経験では、若い医師からの相談に多くの薬剤師は快く応えてくれます。以上の準備をしたうえで、当該の主治医に減薬を相談してみましょう。今回の「事例2」についても、過去に希死念慮に至った契機と薬剤調整の内容とその結果を自分なりに考察したうえで、減薬の相談をしてみてはどうでしょうか。結果的に減薬となるかは別として、患者さんの治療上、有意義な意見交換になると推察します。

　こういった丁寧な減薬の試みに対し、診療報酬上でも評価がなされるようになりました。2016（平成28）年度診療報酬改定では、多剤投与の適正化の取り組みを促進するため、「A250薬剤総合評価調整加算（退院時1回・250点）」が新設されています。算定要件は、患者の服薬アドヒアランスおよび副作用の可能性等を検討したうえで、「入院前に6種類以上の内服薬が処方されていた患者について、退院時に処方する内服薬が2種類以上減少した場合」に、退院時1回に限り、所定点数を算定可能とされました。医師は入院治療を通じて、多剤投与の是正に寄与することが期待されています。

　診療報酬改定の内容は、社会背景を鑑み、評価の新設や評価内容の改定が行われています。診療報酬改定は医療提供者の行動変容を促し、社会背景に合わせた医療の質を向上、および担保するための一つの方法です。2020（令和2）年度診療報酬改定での検討事項である「2020年度診療報酬改定に係る答申書付帯意見」をみると「向精神薬や抗菌薬等をはじめ、医薬品の適正使用の取組推進と併せて、医薬品の長期処方・多剤処方、処方箋様式や医療機関と薬局の連携等の在り方について引き続き検討すること」と明記されており、今後も医薬品の適正使用が診療報

酬改定のテーマの一つとなることが決定しています。

　多剤併用を一律に不適切と断じることは間違っていますが、上記のような臨床現場の努力により適切な医療につながることは患者さんにとって利点があり、健全な病院経営にもつながります。長期的には高騰する国民医療費の適正化にも寄与します。このように、丁寧な情報収集による個別の努力をベースにしつつ、診療報酬上のインセンティブも手伝って、安全で合理的な減薬が進むことが期待されます。

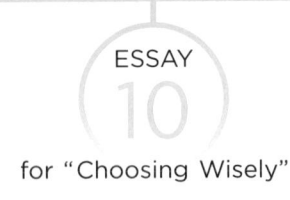
医療過疎地域における医療資源の問題

中村　恒星（北海道大学医学部医学科３年）

　私は、以前ミャンマーのワチェ慈善病院と島根県隠岐の島にある隠岐島前病院で医療ボランティア活動に参加した。そこで私が感じたChoosing Wiselyについて書く。

　ミャンマーでの医療ボランティアは、認定NPO法人ジャパンハートのプログラムを通して参加した。ミャンマーでは軍事政権が長年続いたことや貧困により、医療が十分に受けられない人々がたくさんいる。ワチェ慈善病院は、お寺の一部を借りている病院である。病院の周辺地区は、特に貧困がひどいため子どもが治療を受けられず重症化してしまう例が多々見られた。貧困により手術が受けられず、首元の腫瘍がこぶし２つ分の大きさになっている男の子には衝撃を受けた。彼らの手術は、日本であれば全身麻酔をかけるような手術であっても、局所麻酔で行う。なぜならミャンマーへ空輸できる麻酔薬の量に限りがあり、全身麻酔による不測の事態が生じたときに対処できる設備やノウハウがないからである。少しでも多くの患者に手術を行うため、一人当たりの麻酔使用量は最低限に抑える必要がある。そのため、患者は術中の痛みによって叫ぶことも少なくない。一人でも多くの患者の命を救うため、痛みに耐えなければならない環境がミャンマーにはあった。

　「貼ったり、飲んだりする麻酔薬があればもっとたくさん輸送できるのに」異国の地で奮闘する日本人看護師がボソッと言ったこの一言がいまだに忘れられない。

　また、日本人ボランティアは、ミャンマーの医療が自走するように現地の人材の育成にも力を入れていた。現地の企業が医薬品を製造し、現地の医療者がそれを使う。その状況を目指して活動していた。

　ミャンマーでの経験後、日本の離島医療の現状を知るため、島根県隠岐の

島の隠岐島前病院の見学に参加した。隠岐島前病院は、隠岐の島唯一の有床病院であり、島民の命を守る病院である。当時薬学生であった私は、島唯一の薬剤師さんの訪問服薬指導に同行した。訪問したお宅は、数年前に夫を脳梗塞で亡くされ、一人で暮らす高齢女性のお宅だった。隠岐島前病院からお宅までは、アップダウンのある道を車で30分ほどかけて行かなければならず、公共交通機関の乏しい島では、高齢女性が病院に来るのは困難だと思われた。家のカレンダーには、日付のところにその日飲むべき薬が貼りつけられており、ちゃんと服薬しているかどうかわかるようになっていた。離島医療においては、薬剤師の訪問服薬指導も重要な活動の一つだった。その帰り道、私の担当の薬剤師さんがこう言った。

「数年前、私が訪問服薬指導に行ったとき、患者さんの容態が急変し、注射の処置が必要だった。しかし、薬剤師は法律上注射ができないので、電話で医師もしくは看護師を呼び、片道30分以上かけて来てもらわなければならなかった。幸いその時は事なきを得たが、亡くなっていてもおかしくなかった。都会では問題にならないような事柄でもここでは生死に関わる問題になる」

この言葉を聞き、なぜ薬剤師が注射をできないのか疑問に感じた。薬学生に対して注射の実技を教育するプログラムを組み、制度を変えていくことが離島医療を救うことになる。また、今後高齢化が進行する日本において、医療職種にとらわれず医療行為を行える環境の整備が求められるだろう。

また、隠岐島前病院でも、ミャンマーと同じく医薬品の輸送は重要な課題である。台風の季節はしばしば海が荒れ、フェリーが出航できないために島への医薬品の輸送が滞ることも少なくない。昨今、ドローンを用いた離島への医薬品の輸送など新しいインフラも整いつつあり、その実用化に期待したい。

しかし現時点では、ミャンマーにおいても離島においても、しばしば医療資源が枯渇する状況にある。テクノロジーや制度がこの現状に対応する前にできることは、やはり医療資源の適正利用だろう。限られた時間、人間、資源の中でより多くの人に適切な医療を提供するために発展途上国や日本の地域でChoosing Wiselyの議論が活発になることを願いたい。

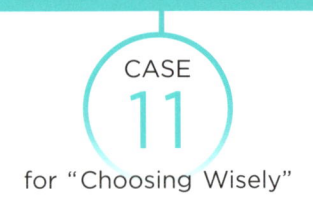

NSAIDsによる腎機能低下リスクは
どこまであるのか？

前田 広太郎（兵庫県立尼崎総合医療センター　腎臓内科　後期研修医）

体験事例：60歳代、女性、腰痛、既往歴：2型糖尿病

　5ヵ月前に転倒した際、胸腰椎圧迫骨折と診断された患者が腰痛を主訴に来院し、体動困難なため入院加療の方針となった。転倒後から体動時の疼痛が増悪傾向で、近医で非ステロイド性消炎鎮痛薬（NSAIDs：Non-Steroidal Anti-Inflammatory Drugs）を服用し1日3回定期服用を続けていたようだが、ここ数週間は鎮痛薬でもコントロールがつかず歩行困難であった。

　既往歴に2型糖尿病があり、HbA1c 8.8％とややコントロール不良であったが、神経障害などの合併症はなかった。内服薬はNSAIDsとしてジクロフェナク75mg/日、エトドラク400mg/日、血糖降下剤としてビルダグリプチン100mg/日を服用していた。

　「糖尿病の合併症も指摘されてないみたいだし、X線撮ってコルセット作成すればいいか」と思っていたが、入院後検査してみると尿蛋白4＋、クレアチニン1.30mg/dL（半年前0.90mg/dL）、尿素窒素25.3mg/dLと腎機能低下を認めた。あわてて追加で尿検査すると随時尿蛋白/Cre比1.6g/g・cre、尿中アルブミン3,000mg/g・creと上昇しており、「糖尿病性腎症か!?」と思った。腎機能低下を引き起こすNSAIDsはとりあえず中止してみようと思い、NSAIDsを中断し、アセトアミノフェンに鎮痛薬を変更してみた。すると、7日後の採血にてクレアチニン0.8mg/dL台まで減少し、みるみる腎機能は元に戻っていった。

モヤモヤを論点化

- 糖尿病患者にNSAIDsを長期処方してもいいのだろうか？
- 糖尿病患者にNSAIDsを処方すると、糖尿病性腎症を発症するのだろうか？
- 糖尿病性腎症は一般的には不可逆的腎機能低下を引き起こすが、NSAIDsによる腎機能障害は可逆的？　不可逆的？

当てはまる推奨はコレ

- 高血圧や心不全、あるいは糖尿病を含むあらゆる原因によって生じる慢性腎臓病（CKD）の患者に対して非ステロイド性抗炎症薬（NSAIDs）を避けること

  団体　American Society of Nephrology
  原文　③Avoid nonsteroidal anti-inflammatory drugs (NSAIDs) in individuals with hypertension or heart failure or CKD of all causes, including diabetes.

推奨の根拠となる文献を読み解く

- National Kidney Foundation Kidney Disease Outcomes Quality Initiative（KDOQI）が発行したClinical Practice Guidelines for Chronic Kidney Diseaseによると慢性腎臓病（chronic kidney disease：CKD）患者における糸球体濾過量（GFR）低下のリスクファクターとして以下が挙げられる
  - ・脱水、循環血流量低下
  - ・造影剤の静脈内投与
  - ・抗菌薬（特にアミノグリコシド系、アンホテリシンB）
  - ・NSAIDs（シクロオキシゲナーゼ-2選択的阻害薬を含む）
  - ・アンジオテンシン変換酵素阻害薬（ACE阻害薬）、アンジオテンシン受容体拮抗薬（ARB）
  - ・シクロスポリン、タクロリムス
  - ・尿路閉塞（尿管結石、前立腺肥大、前立腺がんなど）

  National Kidney Foundation. K/DOQI clinical practice guidelines for chronic kidney disease: evaluation, classifi cation, and stratifi cation. Am J Kidney Dis 2002; 2 (1): S1266.

- 上記の中で最もよくみられるのが血管内脱水による腎血流量の低下である。

嘔吐、下痢による脱水や、心不全による心拍出量低下によっても腎血流量は低下しうる。動脈硬化の進行した高齢者はもともと腎血流量が低下しており、腎機能低下の高リスク群である。さらに、薬剤投与による腎機能低下の機序は以下の様に大きく4種類に分類されている

1）腎血流量の低下（NSAIDs、ACE阻害薬、シクロスポリン、造影剤）
2）尿細管に対する直接障害（アミノグリコシド、アンホテリシンB、造影剤）
3）尿細管内閉塞（アシクロビル、サルファ剤）
4）アレルギー性間質性腎炎（NSAIDs、ペニシリン、セファロスポリン、サルファ剤）

● 上記のように、腎機能低下は様々な要因によって誘起され作用機序も異なるが、医原性腎機能障害はそのほとんどが投与する薬剤によって引き起こされている。CKD患者に腎機能低下を引き起こす薬剤を投与する際にはそのリスクとベネフィットを考慮しできるだけ避けるべきである

薬剤性腎障害の診療ガイドライン作成委員会. 薬剤性腎障害診療ガイドライン 2016. 日腎会誌 2016; 58 (4): 491-508.
Lee A, et al. Effects of nonsteroidal anti-inflammatory drugs on postoperative renal function in adults with normal renal function. Cochrane Database Syst Rev 2004; (2): CD002765.

私はこう考える

今回、糖尿病によるCKD患者に対しNSAIDs長期投与による可逆性腎障害を経験した。NSAIDsによる副作用としては消化管症状が最も頻度が高いが、他にも腎機能低下、喘息の誘発、心不全の増悪などがある。American Society of Nephrologyは、Choosing Wiselyの「5つのリスト」でCKD患者に対しNSAIDsの投与を避けるように提言しているが、高齢者には整形外科的疾患などによる疼痛の訴えは多く、糖尿病やCKD患者に対し実際には多くの鎮痛薬が処方されているのが現状である。

NSAISsはシクロオキシゲナーゼ（COX）阻害作用を有し、アラキドン酸からプロスタグランジンE2（PGE2）やプロスタサイクリンなどの生成を阻害する。PGE2やプロスタサイクリンは腎血流量や糸球体濾過量を増加させる働きがあるため、NSAIDsによるCOX阻害は虚血性腎障害の誘因となる。

セレコキシブやエトドラクといったCOX-2選択的阻害剤は、COX-1を阻害しないため消化管潰瘍の副作用の頻度が低く、比較的安全と考えられ、安易に処方されがちである。しかし、腎臓にはCOX-2が恒常的に発現しているため、COX-1、COX-2の選択性にかかわらず、NSAIDsによりPGE2の産生が抑制されてしまう。COX-2選択的阻害薬でも急性腎障害（acute kidney injury：AKI）の短期発症リスクは変わらないという疫学研究もあり、COX選択性にかかわらずNSAIDsの漫然とした長期投与は慎むべきである。CKD stage 3〜5の患者群を対象とした3つのコホート研究に対するメタアナリシスでは、高容量のNSAIDs投与はCKDの進行に有意に関連する（オッズ比1.26、95%信頼区間1.06-1.50）とされている。

つまり、短期的かつ低用量のNSAIDsはAKIやCKD進行のリスクは高くないが、長期もしくは高容量のNSAIDs投与は統計学的に有意に腎障害を引き起こすため、処方する際には注意が必要だろう。

実際、NSAIDs非暴露者のAKIによる入院率は2人／10万人であるが、NSAIDs服用者になるとリスク比は4.1倍となり、特に服用開始1ヵ月以内は8.5倍と高い。高容量を処方された場合は9.8倍とAKIのリスクはより高くなる。腎毒性・腎機能低下作用を有する薬剤（降圧薬、抗菌薬など）の併用により罹患リスクは16.6倍となるとされている。

NSAIDsによる腎障害はほとんどが可逆性で、使用薬剤の中止により2〜7日で回復し、腎障害が重度であっても数日〜数週で回復する場合がほとんどである。本症例も腎障害は可逆的に改善を見せた。

実際、外来を受診する多くの高齢患者が肩関節痛、膝関節痛、腰背部痛を持っており鎮痛薬を処方する機会も多い。本症例ではアセトアミノフェン2,400mgを定期投与として処方し、トラマドールを少量から開始し、疼痛は消退傾向だった。しかし、話には続きがあり、その後、入院中に突然吐血しショックバイタルとなってしまったのだ。緊急上部消化管内視鏡を施行し胃体部から十二指腸にかけて出血性の多発潰瘍を認め、NSAIDsによる多発出血性潰瘍との診断となった。何とか止血し大事には至らなかったが、NSAIDs長期投与による副作用の恐ろしさを痛感した症例であった。

NSAIDsは市販薬でもあり、薬局にて容易に手に入り処方もされやすい。しかし、実際には副作用は多岐に渡り、特にリスクファクターのある患者へ

の投与は細心の注意を払うべきであろう。

1) National Kidney Foundation. K/DOQI clinical practice guidelines for chronic kidney disease: evaluation, classification, and stratification. Am J Kidney Dis 2002; 2 (1): S1-266.
2) Pérez Gutthann S, et al: Nonsteroidal anti-inflammatory drugs and the risk of hospitalization for acute renal failure. Arch Intern Med 1996; 156 (21): 2433-2439.
3) 薬剤性腎障害の診療ガイドライン作成委員会. 薬剤性腎障害診療ガイドライン2016. 日腎会誌 2016; 58 (4): 477-555.

先輩医師はこう考える

西﨑　祐史（順天堂大学　革新的医療技術開発研究センター准教授）

　この事例は、AKIに加えて消化管出血も発症していて、NSAIDsの副作用の怖さを嫌というほど実感する内容になっています。本事例におけるAKI発症のリスク因子は、CKD（糖尿病性腎症）、高齢であったと考えられます。なお、CKD、高齢以外のNSAIDs-induced AKIリスク因子としては、脱水、内服薬（利尿剤・ACE-I・ARB等）、うっ血性心不全等が挙げられます[1]。

　次に、私が過去に経験したNSAIDs-induced AKI症例を紹介します。症例は、33歳男性。高血圧があり、ARB内服中です。今回は、発熱、咽頭痛・嚥下痛を主訴に外来受診しました。体温38.2度、身体所見では、咽頭後壁および扁桃に発赤・腫脹あり、前頸部リンパ節腫脹を認めています。咳嗽は伴っていません。血液検査所見では、WBC 11,000/μL、CRP 8.2 mg/dLと炎症反応上昇していて、A群β溶連菌迅速検査（咽頭ぬぐい液）陽性でした。

　以上から、急性咽頭・扁桃炎の診断で、抗菌薬加療を開始しました。咽頭痛・嚥下痛が高度であったため、NSAIDs（ジクロフェナクナトリウム75 mg/日）の定期内服を併用しました。治療開始5日目の血液検査のフォローアップで、炎症反応は改善していましたが、血清Cr 1.7 mg/dL（前値0.7 mg/dL）と腎機能障害を認めました。腎機能障害の原因としてNSAIDs-induced AKIを疑い、ジクロフェナクナトリウムを中止したところ腎機能は速やかに回復しました。

　上記のNSAIDs-induced AKI症例から学ぶべき点は、「若年者であって

もNSAIDsの副作用には細心の注意を払う必要がある」という点にあります。患者は33歳と若年であるものの、ARB内服に加えて、脱水（嚥下痛による食事摂取量の低下および発熱による不感蒸泄量の増加が原因）がNSAIDs-induced AKI発症に関与していたと推測します。

　今後もNSAIDs処方時には、常に副作用の可能性を意識して診療にあたっていく必要があると言えるでしょう。

1）Randy L, et al. NSAIDs: Acute kidney injury (acute renal failure): UpToDate.

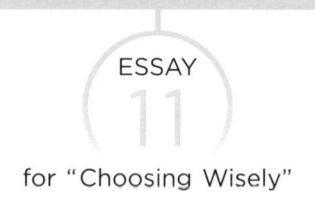

ESSAY
11

for "Choosing Wisely"

対話を促進する場としての"まちづくり"

守本 陽一（公立豊岡病院　初期研修医）

　まちづくりというテーマは一見、Choosing Wisely には関係ないのではないかと思った方も多いだろう。しかし私は、Choosing Wisely にこそ、まちづくりはかなり重要なウェイトを占めていると考えている。

　近年、医療におけるまちづくりの文脈は非常に重要視されている。人口構造の変化に伴って、治らない慢性疾患が増加し、すべての患者を病院で診ることができなくなった。施設や自宅で介護や医療を受けながら暮らしていく必要が出てきたのだ。住み馴れた地域で医療介護・生活支援を受けられる体制を作ろうと国を挙げて始められた政策が、地域包括ケアシステムである。病院の外で働く医療者だけではなく、医療者ではない地域住民を含めて、地域全体で医療介護を支えていく時代になっているのである。だからこそ、まちづくりというレベルから医療・介護のデザインをしていく必要があるのである。

　ただ、Choosing Wisely で、どうまちづくりの視点が必要なのかは難しいところである。Choosing Wisely のミッションは、"to promote conversations between clinicians and patients by helping patients choose care" である。ただ医療者が患者に正解を押し付けるのではなく、患者が「対話」の中でケアを選択していくことを重要視しているのだ。そう考えた時、Choosing Wisely は、まちづくりに親和性が高いのではないかと思った。なぜか。

　そもそも対話の促進がミッションであるならば、医療者と患者の対話の環境がなければ、Choosing Wisely は成立し得ない。では、どうやって対話の環境を整えるか。地域の中で対話の環境を整えるためのデザインには、まちづくりの発想が必要だ。もちろん病院の中でインフォームド・コンセントを丁寧に行う中で、Choosing Wisely について患者やその家族と考えるという

のは一つの選択だろう。ただそれだけではこの対話の促進には弱い。なぜなら、病院にいる時点で患者はいくつもの選択をしてしまった後である可能性があるからである。病気になり、治療法を選択する最後の時点で病院に行ってもなにも準備ができないまま、医師と対話することになる。それでは患者の選択を促進することにならない。それは、医療者が患者に選択を迫っているという状況に他ならない。いかに病気にかかる前に、ケアについて考えるきっかけづくりができるか。その視点こそが、Choosing Wiselyが社会的なムーブメントになるかならないかの鍵である。ではどうすれば病気にかかる前にケアについて考えるきっかけづくりができるだろうか。

　私は、「患者になる前の住民」と対話の場を設定することが重要だと考えている。たとえば、スナックやバーでChoosing Wiselyについて考えてみる機会を作ってみるのはどうだろう。健診を受けるかどうか迷っている、検査結果をどう解釈すればいいかわからないと思っている人たちは意外と多い。そのような人たちにこちらから出向き、対話の場を設定し、Choosing Wiselyについて考えるきっかけを作ってみるのである。彼らは表向きに健診について話すことは多くない。ただ「飲みながら」という言い訳を作ってあげたとき、ケアについて話し出すのだ。飲みながらならいいだろう。酒のつまみにちょっと話そうかな。といった具合である。ただただ飲みにきた人たちが偶然にもChoosing Wiselyについて考える。真面目な勉強会だけではなく、面白そう、楽しそうといったポジティブな感情で集まった人々に対し、街中でケアについて考えるきっかけを醸成する。この、人の心理を利用した行動経済学的な概念を活用することでChoosing Wiselyについての対話が促進する。

　病院で治療を選択するタイミングでChoosing Wiselyについて考え出しても遅い。いかにその前に社会的なムーブメントを起こして、対話する環境を作っていくか。対話する環境づくりこそまちづくりであり、Choosing Wiselyに必要な考え方なのだと思う。

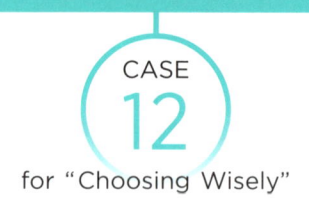

新規の静脈血栓塞栓症に対して血栓性素因の検査は必要か?

宮島 徹〔北海道大学病院 血液内科 後期研修医〕

体験談：ある日の病棟

研修医1年目：先生、一つご報告があるんですが。1週間前に半月板変性で右膝の手術をした50代男性のAさんですが、朝回診に行ったら右大腿を痛がっていまして…

上級医：エコー所見はどうだった？

研修医1年目：右の大腿静脈がCompression test陽性だったので、術後の深部静脈血栓症でしょうか

上級医：それはよく見つけた。確か明日退院だったかな、その前に見つかってよかったね

研修医1年目：肺血栓塞栓症になって心停止することもあるって聞きます…そう考えたらこわいですね。技師さんに血栓を確認してもらってから治療を開始しますね

研修医2年目：治療も大事だけど原因検索は？ 原因は本当に『術後』で良いのかな？ 自分が以前に担当した患者さんでは、治療前に血液検査で血栓性素因を調べていたよ

研修医1年目：血栓性素因？ そうなんですね、聞いたことなかったです

上級医：2人とも、一緒にChoosing Wiselyを見てみよう

▼

モヤモヤを論点化

- 血栓性素因とは？
- 静脈血栓塞栓症のリスクは？

- どのような症例に対して血栓性素因の検査が必要か？
- 検査を行うことによるメリット、デメリットは？

当てはまる推奨はコレ

- （手術、外傷、長期安静など）主要な一過性リスク因子の存在下に生じた成人患者の静脈血栓症に対して、血栓性素因の検査は行わないこと

  団体　American Society of Hematology
  原文　② Don't test for thrombophilia in adult patients with venous thromboembolism (VTE) occurring in the setting of major transient risk factors (surgery, trauma or prolonged immobility).

推奨の根拠となる文献を読み解く

- 血栓性素因が静脈血栓塞栓症の再発に影響するか調べた。1988年から1992年までにオランダで診断された血栓性素因を有する患者を2000年まで追跡した前向き研究である。患者群の詳細は、初めて血栓症を指摘された18〜70歳の474人で、悪性腫瘍を指摘されていない。わが国では報告が乏しい第V因子Leiden変異とProthrombin G20210A変異がそれぞれ約19％、6％含まれ、報告の多い抗凝固因子欠損症は5％に過ぎない。各因子（性別、血栓症の原因「特発性あるいは誘発性※)」）、経口避妊薬の使用、血栓性素因）と再発率の相関を調べたが、男性、特発性、経口避妊薬の使用は再発率が高い一方で、血栓性素因は有意な影響ではなかった

  ※）誘発性：3ヵ月以内に外傷や手術、長期臥床、30日以内の経口避妊薬、妊娠などといった明らかな原因を有する

  Christiansen SC, et al. Thrombophilia, Clinical Factors, and Recurrent Venous Thrombotic Events. JAMA 2005; 293 (19): 2352-61.

- ワーファリン治療下において、血栓性素因が静脈血栓塞栓症の再発に影響するか調べた。特別な誘因なく発症した静脈血栓塞栓症患者のワーファリン治療において、低強度（INR 1.5〜1.9）と通常（INR 2.0〜3.0）における有効性と安全性の比較を行った試験にELATE（The Extended Low-intensity Anticoagulation for unprovoked Thromboembolism）trialと呼ばれる多施設共同の二重盲検無作為化比較試験があり、そのデータを利用したコホート研究である。患者群の詳細は、1998年から2001年にカナダあるいは

アメリカで診断された患者を最長2002年まで追跡しており、わが国では報告が乏しい第V因子-Leiden変異とProthrombin G20210A変異がそれぞれ約26%、9%含まれ、報告の多い抗凝固因子欠損症は3%に過ぎない。静脈血栓塞栓症の再発率は全体で0.9%、1つ以上の血栓性素因を有する場合で0.8%と、再発率の有意な差を認めなかった

Kearon C, et al. Influence of thrombophilia on risk of recurrent venous thromboembolism while on warfarin: results from a randomized trial. BLOOD 2008; 112 (12): 4432-6.

私はこう考える

血栓性素因とは?

　血栓は、動脈硬化性病変を基盤として発症する「動脈血栓」と、血流の停滞や凝固活性の亢進を基盤として発症する「静脈血栓」に大きく分けられる。血栓性素因とは、いわゆる「静脈や動脈に血栓が生じやすい傾向」を示している。先天性の血栓性素因として、わが国で多いものはアンチトロンビン欠損症、プロテインC欠損症、プロテインS欠損症といった抗凝固因子欠損症が挙げられる[3]。一方、後天性の代表は悪性腫瘍と抗リン脂質抗体症候群である。

静脈血栓塞栓症のリスクは?

　本症例は手術や長期臥床がリスクとなった可能性があるが、一般にどのようなリスクが挙げられるだろうか。本疾患を予測するprediction ruleとしてWellsスコア[4]が有名であるが、悪性腫瘍、炎症性腸疾患、外傷、心筋梗塞、脳梗塞、関節リウマチ、薬剤性（経口避妊薬、ホルモン補充療法）、肥満といったリスクが報告されている[5]。加えて、上記に挙げた血栓性素因が隠れていることがあり、診断には追加の血液検査を要する。具体的には、先天性であればプロテインC（PC）やS（PS）の活性（保険適用外）、遊離型PS抗原量、アンチトロンビン（AT）、後天性であればループスアンチコアグラント、抗カルジオリピン抗体、抗カルジオリピン-β_2グリコプロテインI抗体などである。PCやPS、ATの血液検査はヘパリンやワーファリンといった抗凝固薬を使用する前に検体採取することに留意しなければならない。PCやPSの活性は正常の50%以下の場合に先天性欠損症を疑うが、後天性に低下する要因を除外する必要があり、検査の解釈には注意を要する。これらの血栓性素因

を検索することはある一定の集団では有用かもしれないが、むやみやたらに検査すべきではない、というのが本症例での推奨である。

どのような症例に対して血栓性素因の検査が必要か？

　濃厚な家族歴（45歳以前に静脈血栓塞栓症を発症している一親等）を有する場合は、血栓性素因が約2倍に認めるとの報告があり検査が推奨されている[6]。また家族歴がない場合も、①45歳以下、②再発性、③門脈、肝静脈、腸間膜静脈、脳静脈洞といった好発ではない部位の血栓症、④ワーファリンによる皮膚壊死などでは、多くの場合、検査が行われるが専門家によって議論が分かれている[7]。肺血栓塞栓症（pulmonary embolism：PE）において検査を施行している場面にあうことがあるが、「PEは致死的になることがあるから全例検査する」という短絡的な思考は控えたい。

検査を行うことによるメリット、デメリットは？

　血栓性素因の検査を施行することは、静脈血栓塞栓症の治療や予防の観点から重要と考えられるが、現時点で検査を行うこと自体が血栓症の再発率や死亡率を低下させたという報告はない[1)2)8)9]。リスク因子が明らかな静脈血栓塞栓症においては血栓性素因の有無にかかわらず抗凝固薬の対応は変わらない[10]。検査費用の面も気をつける必要があり、2019年8月の時点でプロテインC活性は248点、プロテインSは170点、アンチトロンビンは70点とかかる。

　最後に、引用した文献のほとんどにおいて日本人が対象となっていないことに注意したい。血栓性素因の罹患率は人種差があるので、日本人を対象とした研究が待たれる。他のChoosing Wiselyの文献も、目の前の患者さんに適用してよいか吟味する必要がある。加えて、「事前確率を意識して検査を適切に施行する」ことは、複雑化していく21世紀の医療において重要な視点であることを意識したい。

1）Christiansen SC, et al. Thrombophilia, Clinical Factors, and Recurrent Venous Thrombotic Events. JAMA 2005; 293 (19): 2352-61.
2）Kearon C, et al. Influence of thrombophilia on risk of recurrent venous thromboembolism while on warfarin: results from a randomized trial. BLOOD 2008; 112 (12): 4432-6.
3）難病情報センター：特発性血栓症（遺伝性血栓性素因によるものに限る。）（指定難病327）（最終閲覧日：2019年8月10日）http://www.nanbyou.or.jp/entry/5419

4) Wells PS, et al. Derivation of a simple clinical model to categorize patients probability of pulmonary embolism: increasing the models utility with the SimpliRED D-dimer. ThrombHaemost 2000; 83 (3): 416-20.

5) Samama MM, et al. Quantification of risk factors for venous thromboembolism: a preliminary study for the development of a risk assessment tool. Haematologica 2003; 88 (12): 1410-21.

6) Mateo J, et al. Laboratory evaluation and clinical characteristics of 2132 consecutive unselected patients with venous thromboembolism-results of the Spanish Multicentric Study on Thrombophilia. (EMET-Study) ThrombHaemost 1997; 77 (3): 444-51.

7) Heijboer H, et al. Deficiencies of coagulation-inhibiting and fibrinolytic proteins in outpatiens with deep-vein thrombosis. N Engl J Med 1990; 323 (22): 1512-6.

8) Coppens M, et al. Testing for inherited thrombophilia does not reduce the recurrence of venous thrombosis. J ThrombHaemost 2008; 6 (9): 1474-7.

9) Baglin T et al. Incidence of recurrent venous thromboembolism in relation to clinical and thrombophilic risk factors: prospective cohort study. Lancet 2003; 362: 523-26.

10) Middeldorp S, et al. Does thrombophilia testing help in the clinical management of patients? Br J Haematol 2008; 143 (3): 321-35.

先輩医師はこう考える

大山 優 （亀田総合病院　腫瘍内科部長）

　血栓性素因の分類には先天性と後天性、血栓の部位別には動脈系と静脈系に分かれます。

　動脈系では先天性の血栓性素因が原因になることは多くありません。また後天性でも加齢と動脈硬化をきたす基礎疾患が大多数で、稀に悪性腫瘍や抗リン脂質抗体症候群があります。

　静脈系でもほとんどは後天性で、考察にある手術、長期臥床、外傷、悪性腫瘍、エストロゲン過剰状態（ホルモン療法、妊娠など）、肥満、抗リン脂質抗体症候群、炎症性腸疾患などが原因として代表的（コモン）です。しかし、静脈系の場合、先天性血栓性素因が原因になる場合が稀にあります。日本人ではプロテインCとSとアンチトロンビン欠損症が代表的で、それぞれ人口500人に1人位の頻度とされます。

　一般的に深部静脈血栓症患者を診察した場合、上記コモンな原因の多くは詳しい病歴と身体所見から見逃すことは多くありません。しかし、症状の乏しい（隠れた）悪性腫瘍、血栓症以外の症状をきたしていない抗リン脂質抗体症候群、先天性血栓性素因の発見は追加の検査をしないと診断できません。

本症例の「1週間前に半月板変性で右膝の手術をした50代男性」の場合、手術という明確な原因が存在する。もちろん詳細な病歴聴取と身体診察を実施し、手術以外の原因を探すことは基本である。しかし隠れた悪性腫瘍、抗リン脂質抗体症候群、先天性血栓性素因を診断するための検査を実施することは費用対効果が低いのは明らかで、著者のChoosing Wiselyは正しい。

稀な病態も経験してきた先輩専門医としては、付け加えたいクリニカルパールがある（下記）。

● コモンな原因が見つかった血栓症患者でも、別の原因がその後発見される可能性があるので注意して経過観察する

● 深部静脈血栓症の診断後に悪性腫瘍が診断されることはしばしばある。必要に応じて悪性腫瘍の検索を施行することを検討するが、Choosing Wiselyが大切で、無症状の患者にextensiveな検査を行うことの有用性を示した報告はなく、費用対効果比が低い。詳細な病歴と身体所見と年齢にマッチしたがんスクリーニングを行うことが重要である[1]

● 先天性血栓性素因患者の診療で最も大切なことは既往歴と家族歴である。既往や血縁者に原因不明の血栓症の既往がある場合、その可能性が高くなる。また患者からの家族歴はしばしば不正確なので、可能であれば帰宅後血縁者に連絡するなどしてもらい詳しく聴取することも必要である

1) van Es N, et al. Screening for Occult Cancer in Patients With Unprovoked Venous Thromboembolism: A Systematic Review and Meta-analysis of Individual Patient Data. Ann Intern Med 2017; 167 (6): 410-7.

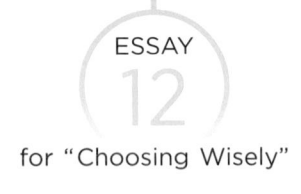

がん患者支援活動と対話のための場づくり

西 明博（安房地域医療センター　総合診療科　後期研修医）

第2章
医学生・研修医の体験から〜Case & Essay〜

がん患者との出会いが生んだ挑戦

　リレー・フォー・ライフ（以下RFL）という、がん患者とその家族を支援するチャリティー活動がある［http://relayforlife.jp参照］。現在、世界で約6,000ヵ所、日本でも毎年約50ヵ所で開催されているイベントだ。中でも学生が開催するRFLはカレッジリレーと呼ばれ、アメリカを中心に盛んに行われているが、日本ではまだ開催事例がなかった。私は滋賀医科大学6年生の時にカレッジリレーを日本で初めて開催した。

　開催を決意したきっかけは、前年に滋賀県で開催されたRFLに参加したことだ。RFLは24時間がんと闘い続けるがん患者の思いを共有し、支援するため、夜通し仲間とたすきやフラッグをつないで歩き続けるイベントである。夜にはがんで亡くなった方を偲ぶキャンドルセレモニーも行われる。琵琶湖のほとりでキャンドルの明かりを眺めている時、臨床実習で出会った同年代の悪性リンパ腫の患者の顔が浮かんだ。そして「今この瞬間もあの人はがんと闘っている」ということに気づいた。私は実習が終わればがんのことは忘れ、普段の生活に戻るが、患者は常にがんと向き合わねばならない。その不安や孤独を想像したとき、胸に込み上げてくるものがあった。がん患者のために学生の立場で何かできることはないかと考えた結果がカレッジリレーだった。カレッジリレーを通して、たくさんの若者にがんについて知って、考えてもらいたい。そして未来を担う若い世代がRFLに取り組む姿を見てもらうことでがん患者を勇気付けたい。そんな思いで仲間を募り、実行委員会を立ち上げた。

　滋賀医科大学および近隣の大学生も巻き込み、約30名のメンバーと共に半年間にわたり開催準備を進めた。県内各地のお祭りや医療講演会にブースを

出展しての募金・啓発活動、新聞・ラジオ・テレビに出演しての広報活動、県内の自治体や企業を訪問しての後援・協賛の依頼など、活動は多岐にわたった。そしてついに2016年10月8、9日に日本初のカレッジリレーとなる「リレー・フォー・ライフ・ジャパン2016滋賀医科大学」を開催した。イベント参加者総数は約800名（うちがん患者59名）で、寄付金総額は約150万円になった（寄付金はすべて公益財団法人日本対がん協会を通じて、がん研究への助成などの対がん活動に使われる）。

対話による気づきと成長

　イベント終了後、参加したがん患者からは、「学生さん達がフラッグをつなげながら元気に歩いていると、こちらも元気をもらえました」、「私たちの心に希望とやさしさを灯してくれて本当にありがとうございました」といった声を頂き、RFLの一番の目的であるがん患者支援に貢献できたのではないかと考えている。また主催側である実行委員からは、「がん患者の精神的、社会的なつらさを知った」、「実際に患者さんの声を聞くことで、自分がどんな医療者になりたいか見えてきた」、「がん医療に関わる医療・福祉・行政の方々の仕事ぶりを知れた」といった声が聞かれ、カレッジリレーの特徴である学生教育の効果も大きかったと感じている。私自身も、病院の中で白衣で臨む臨床実習では中々聞けない患者たちの生の声や学生に対する期待を聞くことができた。それまで以上にモチベーションを持って勉強にのぞめるようになり、この経験は研修医となった現在も私を支えてくれている。

　Choosing Wiselyの目的は「医療者と患者との対話を促進する」ことにある。RFLの会場では、医療者とがん患者が一緒にフラッグを持って歩く姿や、学生とがん患者が休憩所で談笑している様子が見られた。対話の内容や伝え方はさることながら、RFLのような医療者と患者との対話のための「場づくり」もChoosing Wiselyへの一歩となるのではないだろうか。今後は、家庭医療を学びながら、地域の中で市民・患者との交流のための場づくりを進め、Choosing Wiselyをボトムから支えていきたいと考えている。

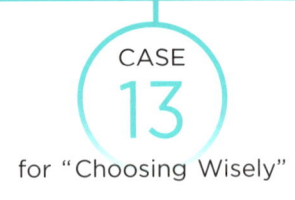

CASE 13

for "Choosing Wisely"

検査前確率の高い尿路結石でも
CT撮影すべき?

水谷 肇（大阪市立大学医学部附属病院　初期研修医）

体験事例：30歳代、男性、突然起こった下腹部痛で救急受診

　研修医1年目の夏、ある熱い日の夜のことだった。一台の救急車からひとりの男性が運ばれてきた。額には大粒の汗を浮かべ、苦しそうにうなっている。寝ていたら急に下腹部が痛くなって飛び起きたらしい。尿路結石の典型的なプレゼンテーション。そう思った私は問診と身体診察を行った。20代で尿管結石を罹患したことがあるという既往歴があり、今回もそれと似たような痛み。さらに身体診察ではCVA（肋骨脊椎角）の叩打で響くような痛みを感じるという。よしよし思った通り、尿管結石らしさがかなり高くなってきた。ここはさらに診断確率を上げるため、国試で勉強した通り超音波検査（エコー検査）をオーダーして、と…その時！　後ろから看護師さんの声が。
「先生、CTのオーダーまだですかぁ？」
　えっ、CTですか？　指導医先生、こういう場合エコーですよね？　「ん〜、まぁ君、絶対エコーで結石の診断できる？　どっちにしろCT撮ることになるし、看護師さんも待ってるからCT撮ろう」超音波検査の技術に自信のなかった私は、指導医の先生の言葉に従わざるを得なかった。

▼

モヤモヤを論点化

- きっちりと描出する自信がなければ超音波検査はしてはいけないのだろうか？
- 尿管結石である検査前確率がかなり高い状態でもCT検査するべきだろうか？　問診とエコーの合わせ技では足りないのだろうか？

● 腎結石や尿管結石の既往があり、それ以外には健康な若年（50歳未満）患者が、合併症のない腎疝痛の症状を訴えて救急外来を受診した場合、腹部CTを指示することは避ける

団体 American College of Emergency Physicians

原文 Avoid ordering CT of the abdomen and pelvis in young otherwise healthy emergency department (ED) patients (age <50) with known histories of kidney stones, or uretero-lithiasis, presenting with symptoms consistent with uncomplicated renal colic.

推奨の根拠となる文献を読み解く

● CT撮影は尿管結石症の診断に対して最も正確な検査である。しかし単純X線と超音波検査の組み合わせは、非造影CTと比べて感度は劣るものの被曝量が低いという大きなメリットを持つ代替検査である

Ripollés T, et al. Suspected ureteral colic: plain film and sonography vs unenhanced helical CT. A prospective study in 66 patients. Eur Radiol 2004 Jan; 14 (1): 129-136.

● 初めての腎結石症を疑う病歴で来院した患者はCT検査を受けるべきである。それは臨床的背景のみからは疑うことが難しい他の疾患を特定または除外することで、診断の確実性を高めることができるからである

Ha M, et al. Impact of CT scan in patients with first episode of suspected nephrolithiasis. J Emerg Med 2004; 27 (3): 225-31.

● 腎結石症と側腹部痛の病歴のある患者は複数回CTを撮影され、累積被曝量が大きくなるリスクが高い

Katz SI, et al. Radiation dose associated with unenhanced CT for suspected renal colic: impact of repetitive studies. AJR Am J Roentgenol 2006; 186 (4): 1120-1124.

患者中心の円滑なチーム医療の運営には、医師と看護師の連携が不可欠である。しかし実際、医療現場に出てみると看護師さんとの間に葛藤を感じる場面が想像以上に多いと感じる。研修医・看護師・指導医、3者が目指すゴールは患者さんに健康になってもらうことである。そのゴールは同じはずな

CASE 13 検査前確率の高い尿路結石でもCT撮影すべき？

のに、なぜ摩擦が起きてしまうのだろうか？　今回はその永遠の（？）課題に加え、「とりあえずCTオーダー」の救急の現場の慣例、さらには自分自身の超音波検査スキルの低さが絡み合ってなんとも言えないモヤモヤ感を感じた。

　このモヤモヤを考えるために、まず看護師さんの立場から考えてみた。当院では夜の救急当直は内科・外科・整形外科当直に分かれている。しかし看護師さんはそのすべての救急要請を適切に処理しなければならない。そんな忙しい現場において、一人ひとりの患者さんにかける時間をなるべく短く効率化したいという気持ちは大変よく理解できる。それに加えて、その時の看護師さんたちはベテランだったので、今までこういうケースではCTをオーダーしてサクッと石を見つけてNSAIDsという流れを何百回と繰り返してこられたのだろう。

　そしてそのことを研修医の自分の何十倍も理解されている指導医の先生である。尿路結石に対する単純CTの診断能は感度94〜100%、特異度92〜100%と言われる。それに対して超音波検査では腎臓や上部尿管、膀胱近傍の5mm以上の結石であれば十分な感度特異度があるが、それ以外の位置であったり結石が小さかったりすると結石自体を描出することができず、水腎症や水尿管の程度を診察するにとどまり感度70%台、特異度30%台となる。まして、研修医のおぼつかない技術ならなおさらである。時間は夜中、次の朝も早い。そうなるとそのような発言をされた指導医の先生の気持ちもよくわかる気がする。

　この事件があった日は一日中モヤモヤした。下手だからエコーしても無駄と言われたら一生エコーなんてできるわけがないと憤慨した。しかし現場ではこのようなdecision makingが成され実行されているのである。それを半年間仕事してみて理解しつつある自分がいた。これが医学と医療の違いなのだと思った。

　今回、Choosing Wiselyを勉強したうえで照らして考えてみると、上記の通りやはりCTは必要なかったということになる。このことを指導医の先生や看護師さんがもし知っていたら、CTを撮影することはなかったのではと思う。しかしそれを研修医が声高に喧伝しても逆効果な気がする。研修医の自分にはまだそれを浸透させるだけの実績も、信頼もない。この件で私が最

も勉強になったことは、組織には組織のやり方があって、特に研修医の間はそれを上級医が実行しているのであれば素直に従うべきだということである。ただしこのような気持ちになったことを忘れないようにしなければならないし、自分が上の立場に立った時には正しい考え方を組織に啓蒙していく義務があると思う。今すぐ組織を変えるのは難しい。しかしいつかは変えてみせる。その矜持を持ち続けることが明日の医療を変える一つの方法なのだと思った。

先輩医師はこう考える

篠浦　丞（国際医療福祉大学　赤坂心理・医療福祉マネジメント学部教授）

「下手だからエコーしても無駄と言われたら一生エコーなんてできるわけがない」まったくその通りだと思います。こういうことが初期研修医達のモチベーションを徐々に奪っていくのだと思います。

「今すぐ組織を変えるのは難しい。しかしいつかは変えてみせる。その矜持を持ち続けることが明日の医療を変える一つの方法なのだと思った」素晴らしい決意と思います。この決意は決意として持ち続けていただくとして、それと同時に、明日からのご自身の研修の中で、具体的に何をどうすれば自分だけでなく他の医師たちや看護師、そして何より患者さんが幸せになれる "win-win" が得られるのかという「具体的で現実的な行動計画」を考えることも同じくらい重要と思います。

ここでの問題は、研鑽を積む機会が失われてしまうという点と感じます。エコー検査に関しては、現在は POCUS（point of care ultrasound）の時代で、気になったらパッと聴診器代わりにエコーを使うことが勧められていますよね。先生の研修先病院における現行方針である「尿路結石発作の検査前確率が高い場合に年齢、尿路結石発作の既往にかかわりなくCTをオーダーする」を尊重しながら、CT撮影の待ち時間にパッと腹部エコーのプローべ、当てたらどうでしょうか？

実際に手を動かせば、先生ご自身が具体的に腹部エコーのどの部分をマスターできていないか自覚できます。自分で手を動かされ「エコーのこういう点が苦手」という弱点を明確化したうえで「初期研修医のため

のエコー入門」をエコー室の技師さんか指導医の先生にお願いしてみる
のです。指導医の先生は、漠然と来られるより克服したい点が明確な人
間のほうが教えやすいし、教える際の閾値を下げてくれるものです。

　結局は「どんな小さなことでもいいから何かしないと何も変わらない」
ということだと思います。上記にお示ししたように「POCUS」を始め
てエコー指導までお願いする、その上にさらにもう一点是非やっていた
だきたいのは、先生の病院のデータを示すことだと思います。

　「先生の病院のデータを示すこと」は、今回の場合でいうと、具体的に
は尿路結石が疑われる患者に腹部エコーとCTを両方やって、CTをgold
standardとして先生の施設での腹部エコー正診率、尿路結石や水腎症の
描出率等をデータとして示し、最近の論文のレビューとともに医局会、
症例検討会や勉強会、さらには看護師の勉強会で発表させてもらい、デ
ータや知識を共有するということです。研修医の腹部エコーでの正診率
がCTより劣るのであればむしろしめたもので、learning curve、CTの
被曝、診断到達時間に関する文献を併せて紹介し、一定期間後に腹部エ
コーの正診率をまた発表したらいいでしょう。向上しているはずです。

　ここまでやって周囲が何も変わらなければその時こそ“Choosing Wise-
ly”です。先生ご自身の「矜持」のためにも、研修病院を変えましょう。

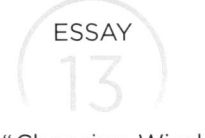

会社員時代の乳がん検診で感じた
モヤモヤ体験

大池 麻衣（旭川医科大学医学部医学科4年）

　「乳がん検診はマンモグラフィとエコーのどっちを受けたらいいのだろうか？　そもそも検査するべきなのか？」。会社員時代の私は、健康診断の時期になると毎年この疑問に悩まされていた。

　私は十数年の会社員生活を経て、医学科に入学した。最初に勤務した会社では、健康診断に乳がん検診としてマンモグラフィとエコーが設定されており、各自好きなほうを選んで検査できるようになっていた。職場では年1回の健康診断が義務付けられており、毎年時期が来ると健康診断を受けるよう通知が来て、各自インターネットから健康診断の予約を行う。その際に、乳がん検診を付けるか付けないか、付けるならマンモグラフィにするのかエコーにするのか、自分で選択ができる。この検査の費用は会社が負担しているので、社員個人の負担はない。タダならなんでもやっておいたほうがいいのだろうか？　20代の私は乳がん検診を受けるべきなのか？　会社は健康診断を受けろというけれど、健康診断に関する情報を提供してくれるわけでもない。インターネットで調べると、若年女性はマンモグラフィよりもエコーを選択するように書いている記事を見つけた。マンモグラフィは被曝のリスクもあると書かれていた。その記事を頼りに、20代のうちはエコーとマンモグラフィを毎年交互に、受けない年もはさみながら、なんとなく検査をしていた。

　30歳になって転職した勤務先でも、同様にマンモグラフィとエコーを乳がん検診として選べるようになっていた。マンモグラフィを選択したある年、問診をしてくださった産婦人科の先生に、「これまでなんらかの異常を指摘されたことがないなら、マンモグラフィは40歳になるまでやらなくていいからね。被曝リスクもあるし。どうしてもやりたいならエコーにしてね」と言わ

れた。そして次の年、言われた通り乳がん検診を受けなかった。そうすると
その年に問診をしてくださった昨年とは違う先生に、「なぜ検査をしないの！
来年はマンモグラフィをやってね！」と言われてしまい、どちらも医師が言
っていることだけど、私は一体どうしたらいいのだろうと困惑してしまった。
結局、医師に対して「昨年の先生はやらなくていいと言っていたので、それ
に従いました。来年はどうしたらよいでしょうか？」という疑問を言えずに、
モヤモヤしたまま、検診を終えた。

　もし、会社員時代に Choosing Wisely に出会っていたら、このような対応
ができたのではないか。まず乳がん検診について調べるときに、ソースとし
て信頼度の高い厚生労働省のページや各学会の一般向け解説ページなどを参
照する。当時の私は、誰が書いたかわからない様々な記事を参照しており、
信頼できる情報に接していたとはいえなかった。厚生労働省のがん検診のペー
ジにたどりつけば、乳がん検診は40歳以上、2年1回マンモグラフィをや
ればよいということがわかる。もしこの情報を得てもまだ疑問があれば、健
康診断の問診や婦人科を受診した際に、「厚生労働省のページを見ると、私の
年齢ではまだ検査をしなくてよいようだが、本当にしなくてよいのでしょう
か？」などと、医師に相談することができる。正しい情報を得ていなかった
会社員時代の私は、様々な情報に振り回され、不安になるばかりであった。

　会社員時代を経て医学生となった立場を生かし、非医療者である会社員向
けに Choosing Wisely を広めていきたいと思い活動を始めている。Choosing
Wisely を一般の方はどう捉えるのか、医療についてわかりやすく伝えるには
どうしたらよいのか、私自身も日々学びながら Choosing Wisely に接してい
る。

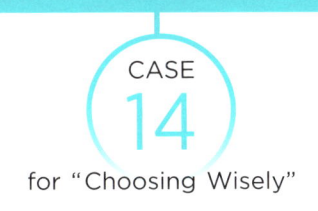

高齢者の無症候性細菌尿は治療するのか？

西澤俊紀（聖路加国際病院　総合診療／家庭医療コース　後期研修医）

体験談：ある日の病棟

研修医：この患者さんは、尿中に細菌尿が出ていたのですが、抗菌薬は必要ですか？

上級医：症状はあるのかな？

研修医：発熱もなくて、元気です

上級医：それは無症候性細菌尿の可能性が高いね。ところで、この中で抗菌薬投与が推奨される症例はどれだろう？

A）90歳代、女性、発熱なく、腰背部叩打痛陰性で活気あり。尿検査で尿中細菌尿3＋、尿中亜硝酸塩＋、尿グラム染色で腸内細菌様GNR（Gram negative rods）陽性だった

B）20歳代、女性、妊娠12週、尿検査で尿中細菌尿3＋、尿中亜硝酸塩＋、尿グラム染色で腸内細菌様GNR陽性だった

C）80歳代、男性、膀胱がんに対し経尿道的膀胱腫瘍切除術（TURBT）を翌月企画された。尿検査で尿中細菌尿3＋、尿中亜硝酸塩＋、尿グラム染色で腸内細菌様GNR陽性だった

研修医：どれも尿中にヤバそうな細菌がいるので、とりあえずセフトリアキソンですかね？

上級医：……

研修医：……

モヤモヤを論点化

- 無症候性細菌尿とは何か？
- 無症候性細菌尿の治療適応は何か？
- なぜ妊娠中の女性の無症候性細菌尿には治療適応になるのか？
- 高齢者の無症候性細菌尿は治療しなくていいの？

当てはまる推奨はコレ

- 特定できる尿路感染症状がない限り、高齢者の細菌尿に足して抗菌薬を使用しないこと

  団体 Choosing Wisely Canada (Canadian Geriatrics Society)
  原文 ⑤Don't use antimicrobials to treat bacteriuria in older adults unless specific urinary tract symptoms are present.

- 非妊娠患者の無症候性細菌尿（ASB）には抗生物質を処方しないこと

  団体 Choosing Wisely Canada (Canadian Society for Hospital Medicine)
  原文 ② Don't prescribe antibiotics for asymptomatic bacteriuria (ASB) in non-pregnant patients.

- 高齢者の無症候性細菌尿を治療するのに抗菌薬は使わないこと

  団体 Choosing Wisely Canada (Canadian Urological Association)
  原文 ④Don't use antimicrobials to treat asymptomatic bacteriuria in the elderly.

推奨の根拠となる文献を読み解く

- 無症候性細菌尿の定義は、症状を伴わず、女性では10^5CFU/mL以上の同じ細菌が2回連続して検出された場合、男性では10^5CFU/mL以上の細菌が1回検出された場合と定義される（尿道カテーテルにより採取された検体では、男女ともに10^2CFU/mL以上の細菌が1回検出された場合である）

- 無症候性細菌尿で治療適応となるものは、①妊娠中、②泌尿器科関連の術前予防である

  Nicolle LE, et al. Infectious Diseases Society of America guidelines for the diagnosis and treatment of asymptomatic bacteriuria in adults. Clin Infect Dis 2005; 40 (5): 643-54.

　病棟業務で検体検査を自らオーダーし結果をアセスメントできることは、初期研修医の重要な仕事や目標の一つである。たとえば、尿路感染を積極的には疑っていなかったが、腎機能低下の精査のために尿定性や尿沈渣試験をオーダーし、偶発的に細菌尿を認めることはよくある。特に高齢女性では細菌尿を認めることが多い。「高齢者の無症候性細菌尿には抗菌薬治療は推奨されない」ことが今回の一番のテイクホームメッセージである。

　以下に解説を記載する。

無症候性細菌尿とは何か?

　細菌尿とは、一般的に尿中に細菌が多く含まれている状態である。本来、膀胱内、尿管、腎盂は無菌である。亜硝酸塩は細菌が尿中の窒素を還元する際に生じ、細菌尿の可能性（特異度）が高い。無症候性細菌尿の定義は、症状を伴わず、女性では 10^5 CFU/mL 以上の同じ細菌が2回連続して検出された場合、男性では 10^5 CFU/mL 以上の細菌が1回検出された場合と定義される。（尿道カテーテルにより採取された検体では、男女ともに 10^2 CFU/mL 以上の細菌が1回検出された場合である）[1]

無症候性細菌尿の治療適応は何か?

　成人の無症候性細菌尿で治療適応となるものは、①妊娠中、②泌尿器科関連の術前予防である。①今回の症例で治療適応となるものはB）、C）の症例であり、A）高齢者であっても無症候性であれば治療適応にはならない。また、治療適応にならないような患者に細菌尿のスクリーニング（尿培養など）を行うことは推奨されていない[1]。

なぜ妊娠中の無症候性細菌尿は治療適応になるのか?

　無症候性細菌尿を放置すると妊娠中の女性は20〜35％で急性腎盂腎炎になり抗菌薬加療にて1〜4％にリスクが減少すると報告されている[2]。また、無症候性細菌尿は早産や低出生体重児のリスクになると報告されている[3]。そのため、妊婦は妊娠早期に最低1回は細菌尿のスクリーニングを行うことが推奨されている[1]。

高齢者の無症候性細菌尿は治療しなくていいの?

　基本的には抗菌薬治療の必要はなく、女性に関してはホルモンバランスの低下に伴う膣内細菌叢の変化が関与していると言われる。

最後にChoosing Wiselyの「推奨」を電子カルテに組み込み、医師が不適切なオーダーをすると、「お知らせ」が出てオーダーを変更できるようにしたところ、上記のような高齢者の無症候性細菌尿に対する抗菌薬加療や不必要なスクリーニングが減少したとする論文が最近報告された[4]。

1) Nicolle LE, et al. Infectious Diseases Society of America guidelines for the diagnosis and treatment of asymptomatic bacteriuria in adults. Clin Infect Dis 2005; 40 (5): 643-54.
2) Smaill FM, et al. Antibiotics for asymptomatic bacteuria in pregnancy. Cochrane Database Syst Rev 2015; 8: CD000490.
3) Mittendori R, et al. Prevention of preterm delivery and low birth weight associated with asymptomatic bacteuria. Clini Infect Dis 1992; 14 (4): 927-32.
4) Keller SC, et al. The use of Clinical Decision Support in Reducing Diagnosis of and Treatment of Asymptomatic Bacteriuria. J Hosp Med 2018; 13 (6): 392-5.

先輩医師はこう考える

忽那 賢志（国立国際医療研究センター　国際感染症対策室医長）

　無症候性細菌尿には抗菌薬は不要、というのはChoosing Wisely的にもAMR（Antimicrobial Resistance：薬剤耐性）的にも非常に大事なメッセージです。妊婦や泌尿器科手術前以外の状況では抗菌薬を使用しないことが重要です。

　一方で、尿路感染症という診断自体は原則として除外診断ですので、ときに診断が困難なことがあります。「無症候性細菌尿に抗菌薬を投与は不要」という事実とともに、無症候性細菌尿と尿路感染症とを区別できる臨床力も同じくらい重要です。

　ちなみに無症候性細菌尿は放っておいたらどうなるかご存知でしょうか。たとえば、糖尿病患者や妊娠していない女性では無症候性細菌尿のリスクが高いわけですが、この無症候性細菌尿のある患者ではその後、尿路感染症を発症しやすくなることがわかっています[1)2)]。しかし、だかと言ってこれらの無症候性細菌尿に抗菌薬を投与しても尿路感染症を減らせるわけではないこともわかっています[3)]。「尿路感染症のリスクが高くなるんだったら無症候性細菌尿の時点で治療しちゃえばいいじゃん」って思ってしまう気持ちをグッとこらえて、正しく「抗菌薬を投与しない」選択ができる勇気（というか知識）を持ちましょう。

1）Hooton TM, et al. A prospective study of asymptomatic bacteriuria in sexually active young women. N Engl J Med 2000; 343 (14): 992-7.
2）Karunajeewa H, et al. Asymptomatic bacteriuria as a predictor of subsequent hospitalisation with urinary tract infection in diabetic adults: The Fremantle Diabetes Study.Asymptomatic bacteriuria as a predictor of subsequent hospitalisation with urinary tract infection in diabetic adults: The Fremantle Diabetes Study. Diabetologia 2005; 48 (7): 1288-91.
3）Harding GK, et al. Antimicrobial treatment in diabetic women with asymptomatic bacteriuria. N Engl J Med 2002; 347 (20): 1576-83.

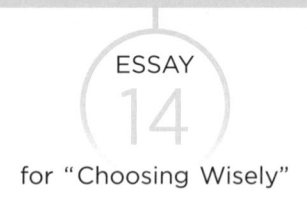

ESSAY
14

for "Choosing Wisely"

ケニアにおける抗菌薬使用の現状

長嶋 友希（高知大学医学部医学科6年）

　薬剤耐性菌の問題は抗菌薬などの医療資源が充足した先進国だけに生じるものでない。医療資源に乏しい途上国においても薬剤耐性菌は問題となっており、抗菌薬使用の適正化が必要となっている。

　2018年夏、私はケニアの公立病院Coast Provincial General Hospitalにて臨床実習に参加した。ケニアの東アフリカの一国で、人口は日本の約半分、国土は日本の約1.5倍ほどの国である。人口当たりの医師数は日本の1/10で、医療機関へのアクセスも十分でなく医薬品や医療機器も不足している。ケニアの死因の半分は感染症であり、HIV/AIDS関連疾患や下痢、結核などによる肺炎などが多くを占めている。上下水道などのインフラ整備が十分ではなく、社会として感染症がコントロールできていないのが現状である。このように感染症が主な死因となっている社会においては、薬剤耐性菌の問題による被害は甚大なものとなることが予想される。ある報告では、ケニアの医療機関で採取された便検体の50〜74%で薬剤耐性菌が発見されたとある[1]。また世界銀行の見通しでは、薬剤耐性菌の影響により2030年までに途上国を中心に2,400万人が最貧困層になるとされている。

　ケニアにおいて薬剤耐性菌が生じる原因の一つとして、薬局における抗菌薬の提供体制が挙げられる。ケニアでは日本と同様に抗菌薬は処方箋医薬品に該当し、抗菌薬処方には医師による処方箋が必要であるが、多くの薬局において非合法的に処方箋なしで抗菌薬が処方されている。違反した場合には、日本円で1〜10万円ほどの罰金が課せられる。しかし、実際のところ取り締まりは厳格ではなく、約70%の薬局では抗菌薬処方の際に医師による処方箋を要求しないとの報告がある[2]。

　私はケニアでの臨床実習中に、現地での抗菌薬処方の実態を調査するため、

9施行の薬局に出向いた。私が行ったのはケニア第2の都市モンバサの郊外にある薬局で、どの薬局もPharmatechnologistが運営していた（ケニアにおいては、Universityで学士号を取得したPharmacistとCollegeで準学士号を取得したPharmatechnologistの2者が区別されている）。風邪を装い薬局に出向き「私の風邪には抗菌薬が効くので売ってください」と言ってみたところ、すべての薬局で診療もなく抗菌薬が処方された。

　このことからもわかるように、ケニアにおける抗菌薬の提供体制は十分に管理されているとは言えず、十分な診察を行わずに抗菌薬を提供している現状があり、これがケニアにおける薬剤耐性菌の原因となっていると考えられる。このような現状に対応するには主に2つの施策があると考えられる。1つ目は、処方箋なしで抗菌薬を処方することへの取り締まりを厳格化し罰則を強化すること。2つ目は、医師による診断の権限を薬剤師に部分的に譲渡することである。薬剤師の裁量を広げ診断を容認することで、抗菌薬の処方の適正化を図ることができると考える。これら2つの施策が考えられるが、ケニアの医療提供体制の現状を考えるのなら、後者がより現実的であるといえる。ケニアの人口当たりの医師数は日本の1/10以下、また人口密度は日本の1/3であり、現地の交通事情も鑑みると医療機関へのアクセスは十分ではない。このような状況の中ではケニアの国民は診療所や病院へ容易にはアクセスできず、現地の薬局はそれを補填する機関としてかかりつけ医としての役割を担っている。そのため、ケニアにおいては診察能力を持つ薬剤師を養成し、部分的に抗菌薬の処方の権限を持たせてプライマリケアを行うことが妥当であると考えられる。

　薬剤耐性菌は国や地域を超えたグローバルな問題であり、抗菌薬の処方に関する統一的なガイドラインが求められる一方、それぞれの国は医療資源や地域の特性があり、それを反映させた抗菌薬の提供体制が求められるのも事実である。先進国の施策を途上国に一方的に押し付けるのではなく、それぞれの国の特性の応じた医療のあり方を模索していく必要がある。

1）Kariuki, S. Kenya: Antibiotic resistance. The Lancet 1997; 349: S9–S10.
2）Business daily, Health. (2011, March 1). Abuse of 'prescription only' drugs on the rise [Press release]. Retrieved December 1, 2018, from [https://www.businessdailyafrica.com/Corporate-News/-/539550/1116580/-/vra01v/-/index.html]

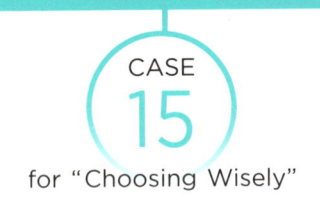

腰痛を精査するためのCT撮影は必要か？

福井 隆彦（豊橋市民病院　初期研修医）

体験事例：40歳代、男性、腰痛を主訴に来院、既往歴：2型糖尿病

　重いものを持ち上げた際に突然の腰痛が出現したとのこと。家で様子を見ていたが痛みが改善しないため救急外来を受診した。問診で受傷機転や痛みの程度を聴取し、神経診察を行い、すぐに腰椎X線と腰椎CTを撮影した。画像を読影し、明らかな骨折はないことを確認しひと安心した。

　骨折はしておらず心配ないことを告げ、鎮痛剤の処方をしようとすると、患者さんの顔は不安げになった。「じゃあ、なんで痛いのですか？」言葉に詰まった私は、今のところは緊急で外科的な治療を要する状態ではなく、鎮痛剤で対処するしかないことを説明したが、患者の不安は取り除かれなかった。

　仕方なく整形外科の上級医にコンサルトし診察してもらった。整形外科の先生の診察でも緊急的な治療は必要ないとの判断となり、結局、後日整形外科外来を再受診する方針となり、患者は納得し帰っていった。

▼

モヤモヤを論点化

- これまでの研修経験では（レッドフラッグのない場合は）、高エネルギー外傷を除いて、腰痛の原因がCTで判明したことはほとんどない
- 腰痛の精査のためにCTを撮影したところでわかることは少ないのではないか？
- CT撮影を行って原因がわからなかったときに、患者さんからの信用性を失ってしまうのではないか？

- レッドフラッグ（警告）所見とされる病的指標のない非外傷性腰痛患者に対して、腰仙椎部の画像検査を指示しないこと

  団体 Choosing Wisely Canada (Canadian Association of Emergency Physicians)
  原文 Don't order lumbosacral (low back) spinal imaging in patients with non-traumatic low back pain who have no red flags / pathologic indicators.

推奨の根拠となる文献を読み解く

- 重篤な併存症を伴わない腰背部痛に対し、腰椎の画像検査（CT、MRI）を行い診察する群と画像検査を行わない群に分け、痛みの程度や運動機能、QOL、心理的健康、患者満足度をランダム化して比較すると、両者に有意差は認められなかった

- つまり、画像検査が患者の予後を左右する可能性は低く、外傷によるものでない腰背部痛で来院された患者に大事なのは、画像検査ではなく病歴と身体診察である。さらに病歴では、仕事に支障をきたし生活できなくなってしまうほど慢性的な腰背部痛といった、心理社会的なリスク要因を考慮して聴取すべきである

- 病歴と身体診察をもとに、非特異的な腰痛、神経根症状や脊柱管狭窄の可能性が高い腰痛、他の脊椎疾患で起こっている可能性が高い腰痛の3つに分類することで治療方針が立てやすくなる。非特異的な腰痛に対して画像検査は必要ではない。神経根症状や脊柱管狭窄症、他の脊椎疾患による腰痛である場合は、手術や鎮痛剤の硬膜下投与のためにCTやMRIを行う必要はある

- さらに、腰痛に対して薬物療法だけでなく、セルフケアを行うよう説明する必要がある。セルフケアを行えない患者に対しては、集中的な学際的リハビリや運動療法、鍼、マッサージ、整体、ヨガ、認知行動療法などの非薬物療法を考慮すべきである

Chou R, et al. Imaging strategies for low-back pain: systematic review and meta-analysis. Lancet. 2009; 373 (9662): 463-72.

アメリカのプライマリケア、家庭医療学会の腰痛ガイドラインによると、腰痛の大部分は非特異的であり、90％は特定できる原因が見つからないため、精査が必要となるレッドフラッグ／Red flags（馬尾症候群、腫瘍や感染を示唆するような安静時に増悪する痛み、明らかな外傷、体重減少や発熱といったHIV感染やがんを示唆する病歴、静脈注射もしくはステロイドの使用、50歳以上、広範な神経学的異常所見）に注意して診察することを勧めている。このガイドラインでは、急性から亜急性の腰痛（発症から12週未満）の場合に最も大事なのは問診であり、そこでレッドフラッグを認めなければX線検査やCT、MRIは必要ではないとしている[1]。

アメリカの内科学会や疼痛学会から出されたガイドラインにおいては、腰痛を「非特異的な腰背部痛、神経根症状や脊柱管狭窄に関連している可能性のある腰背部痛、他の脊椎疾患に関連している可能性のある腰背部痛」の3つに分けて考えることを推奨している。そして、これらの分類やレッドフラッグの確認は「問診で行うべき」と記載がある。さらに神経根症状を有するような椎間板ヘルニアに対して、神経症状の進行具合を身体診察で確認する方法が挙げられており、画像検査より問診や身体診察が重要視されているのがわかる。もちろんこのガイドラインでは、腰部X線やCT、MRI検査をルーチンで行うことは推奨されておらず、それらの検査を行うことで見つかる異常所見は症状とは関連しないこともあるとされている。椎間板ヘルニアによる症状を和らげるために硬膜下にステロイドを注入する場合は、CTもしくはMRI検査が必要であるとされているが、そこで新たな所見を認めたとしても、しばしば非特異的であることを念頭において読影を行わなければならないとしている[2]。

ハリソン内科学では「Choosing Wisely」キャンペーンについての記載があり、脊椎画像検査を行うことで、臨床的関連性が不明な異常が認められることが多く、これが臨床医と患者の双方に不安をもたらし、さらに詳しい検査と不必要な治療を促す可能性もあるため、無駄な脊椎画像検査は減らすべきであるとの記載がある[3]。さらに、腰背部痛に対する画像診断のメタアナリシス研究では、腰痛患者に対して緊急で腰部の画像検査を行った群と行わなかった群を比べた際、臨床的アウトカムに有意差は認めなかったとの研究も

ある[4]。

　これらを踏まえて、日本の腰痛診療ガイドラインでは、「腰痛患者が初診した場合に必要とされる診断の手順は、注意深い問診と身体診察によりレッドフラッグを察知し、重篤な脊椎疾患の存在を見落とさないことが重要である。これらの存在は疑われる場合や下肢痛などの神経根症状を伴っている場合、一定の期間（4〜6週）の保存的治療でも改善が得られない際には、X線写真やMRIなどの画像検査を進めていくことが推奨されている」[5]とある。危険なサインつまり、レッドフラッグはアメリカのプライマリケアガイドラインと同様のものが掲げられている。

　ちなみに、実際には超高齢社会の日本において、救急外来に来る大半の患者はレッドフラッグのうち、「年齢」の要素が引っかかってしまう。実際に救急外来についてまとめた書籍の中にはレッドフラッグとしては年齢の要素を省いてあるものもある[6]。そのような患者に対して、私は年齢だけではなく発症機転や既往歴、内服薬などから画像検査の必要性を吟味し、適宜検査を行っている。画像検査が必要ではないと判断した場合であっても、症状が続くようであれば温めたり、可能な限り動かしたりするようアドバイスし、後日、整形外科外来を必ず再診するように説明している。

　さまざまなガイドラインに記載されているレッドフラッグを念頭において診療したとしても、実際に痛みの原因は画像検査がすべて明らかにしてくれると信じて受診する患者もいる。"レッドフラッグ"について説明したとしても納得されない場合もあり、そのようなときは渋々検査を行うのである。テレビなどでは「その腰痛、実は危険な病気が隠れているかも」といったような不安を煽る文句がよく用いられている。もちろん、状況に応じてオーバートリアージをすることは大切であるが、今後はテレビなどでも「このような症状がない場合は、危険性は低いです」といったことも同等に周知するべきであると考える。

1）Toward Optimized Practice. Guideline for the evidence-informed primary care management of low back pain, 2nd Edition. Edmonton, AB: Toward Optimized Practice; 2011.
2）Chou R, Qaseem A,et al. Clinical Efficacy Assessment Subcommittee of the American College of Physicians; American College of Physicians; American Pain Society Low Back Pain Guidelines Panel. Diagnosis and treatment of low back pain: a joint clinical practice guideline from the American College of Physicians and the American Pain Society. Ann Intern Med

2007; 147 (7): 478-91.

3） デニスL. カスパーほか編（福井次矢・黒川清、監修）. ハリソン内科学　第5版. メディカル・サイエンス・インターナショナル. p.122.

4） Chou R, et al. Imaging strategies for low-back pain: systematic review and meta-analysis. Lancet 2009; 373 (9662): 463-72.

5） 日本整形外科学会・日本腰痛学会監修. 腰痛診療ガイドライン 2012：南江堂. p.28-27.

6） 岩田充永. 名古屋掖済会病院救急科. ERの哲人　第2版：シービーアール；2018. p.90.

先輩医師はこう考える

志賀　隆（国際医療福祉大学医学部　救急医学講座准教授）

レッドフラッグのない場合では、高エネルギー外傷を除いて、腰痛の原因がCTで判明したことはほとんどない

　現在、多くの国の医療費は増大しており、医療において効果的でない検査や治療は控えるべきです。そんな中、患者さんに向き合って診療している著者のすばらしい悩みだと思います。研修医の先生は「私の経験では」はまだ早いかもしれませんが、上述のように高齢者を除く成人で危険な受傷機転がないにもかかわらず、腰椎の骨折で手術などの介入が必要になる場合はほとんどありません。そのため、前述の米国のガイドラインでも神経症状やレッドフラッグのない50歳未満では画像検査は必要とされていません。

　できる研修医としては、大動脈瘤（必ず腹部の診察もする）、大動脈解離、椎体炎、硬膜外膿瘍、硬膜外血腫（突然の腰痛と進む下肢麻痺）、悪性腫瘍の骨転移、馬尾症候群などの危険な病気のイルネススクリプトをしっかり把握して診察をすることが大事ですね。

腰痛の精査のためにCT撮影をしたところでわかることは少ないのではないか？

　レッドフラッグのない場合にはCTの撮影は経過を変える可能性が低いです。ただ、現状の日本では保険適用外となるわけではありません。ですので、患者さんに納得してもらえない限りは、別の医療機関に受診してそこでCT撮影となる可能性もあります。後述のパンフレットのように、患者さんに理解してもらいやすいような説明をするのがよいのではと思います。

　また、レッドフラッグが該当する場合、高齢者や外傷にて圧迫骨折や

椎体炎を疑う場合には速やかに画像を撮影することが必要です。毎回、「危ない腰痛はないか？」としっかりと臨むことは忘れずに！ ですね。頻度が高くはないですが、救急搬送された腰痛患者さんで重症であったケースを経験したことのある救急医は多いです。

CT撮影を行って原因がわからなかったときに、患者さんからの信用性を失ってしまうのではないか？

これも大事な疑問です。腰痛は患者さんにとってとてもつらい症状であるため、「今後どうなってしまうのか？」「本当によくなるのか？」という疑問に対して医療関係者が受容的な姿勢を持ち、今後の予想される経過について共感されるような姿勢を持つことが大事になります。

たしかに、CTを撮っても経過があまり変わる可能性は少ないのでその説明をすべきです。ただそれだけだと、「じゃあ今後どうなるのか？」という患者さんの不安を取り除くことができません。

- 腰痛はベッド上の安静より、痛みの少ない姿勢など工夫をして動いた方がいい
- 無症候性の椎間板ヘルニアも多く画像は費用と時間がかかるが限界がある
- 仮に椎間板ヘルニアが原因だったとしても保存加療にて良くなることが多い

などを記載した「腰痛のパンフレット」などを作成して説明することなどを施設にて検討することも大事なことだと思います。

医療の曖昧さと私

原　大知（水戸協同病院　初期研修医）

　私の大学の糖尿病代謝内科は臨床実習の楽さで人気を誇っている。最終日の担当患者の症例発表をクリアすれば、後の時間の使い方は自由だ。私の担当患者になった方は、同年代の話しやすい男性だった。5月にまわった私は、自由時間を使ってその患者Aさんの身の上話を聞くことにした。

　糖尿病網膜症を発症していたAさんは、術前の血糖コントロールのために入院していた。元々小学生の時点で若くして2型糖尿病の診断をうけ、地方公共団体の助成金も利用しながらインスリン治療を行っていた。しかし、20歳を超えて助成金を打ち切られたのをきっかけに治療を自己中断し、太く短く生きると考えながら全くの無治療で過ごした。その間アルバイトなどで生計を稼いでいたが、網膜症が進行したため離職した。そのまま無治療で人生を終えようとしたが、友人の勧めにより受診した医師が信頼できる人間だったため治療を決意し今に至るということだった。

　私には、治療を望まなかった患者さんの話が新鮮だった。前医では治療を継続することはできなかったのかと聞くと、当時を振り返りながら答えてくれた。「小学生の時はわけもわからず入院させられ、学校にも行けず何のために治療しているのかもわからなかった。20歳まで色々なものを制限されて、そこまでして長く生きることに意味を見失っていた」Aさんはその時の選択自体が過ちだったとは思っていないようだった。私は、納得がいかなければ治療を受けないという選択をする患者がいることが衝撃であった。

　医療現場では医学的に必要なことと、患者が望んでいることが食い違う場面が幾度となく起こるのだろう。今回の症例は患者さんが未成年だったこともあってか、治療の必要性を十分理解できずに、患者本人の希望が固まらないまま治療が進んでいってしまったのかもしれない。一方で、患者が望む検

査が医学的には意味のないものであることも起こり得る。Choosing Wisely Canadaの "Six Things Medical Students and Trainees Should Question" では「患者と検査、治療についての必要性を語る機会を逃してはいけない」という推奨がある。背中が痛いからMRIを撮ってくれと希望する患者でも、医学的に妥当性のない検査については説明するという話だ。どちらの例でも、必要な医療について提供する側と患者側で希望がずれているときは、対話に時間を割くことを推奨している。しかし、対話は時間がかかるし、技術も必要で難しい。患者との対話が重要なことは医学生でも知っているが、日常的に実行していくことは困難だ。

そもそも、今回の症例を取り上げた理由を改めて考えると、「患者にとっての医療の価値」というものが気になったからだと思う。私は大学で経験に基づいていた医療が見直され、EBMという医療の方法にシフトしつつあるということを学んだ。しかし現在、そのEBMから一歩進んでVBM（value-based medicine：価値に基づく医療）なるものが叫ばれ始めているという。患者にとって価値ある医療を行い不必要な医療はしないという考えは、つまりChoosing Wiselyと同じ系譜にある考え方だ。このようなVBMの実現には今まで以上に必要な医療についての対話が要求されるように思われる。その要求に応えるために、医学生、研修医はどのようにしていけばいいのだろうか。現在、医療面接を試験するOSCEが整備されつつあるように、患者コミュニケーションの教育は重要視されている。それを学ぶ現場の一つが、今回のような実習での患者さんとの会話であったり、臨床実習で見たりする指導医の姿だろう。しかし、ここに物足りなさを覚えるのは欲張りだろうか。

必要な医療についての対話はただ医学知識があるだけでは実現しない。患者個人の解釈を理解し、本人も言語化できない訴えを引き出す技術が必要だ。しかし残念ながら、実習では断片的な技術や思想に触れただけで、体系化された理論を学べていない。医学知識を吸収しようとする医学生の間が最も患者の目線を学びやすい時期だ。基本の型のロールプレイや現場見学から一歩進んだ患者心理を学ぶ機会を模索していきたい。

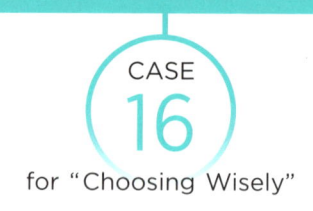

風邪の早期改善に抗菌薬の処方は正しい?

相庭　昌之（市立函館病院　初期研修医）

体験事例：30歳代、男性、持続する鼻水・咽頭痛

　私が医学部5年生だったときに、市中病院で外来実習を行ったときのこと。患者は30歳代男性で、ある年10月末に、3日間持続する鼻水および咽頭痛を主訴に総合外来を受診した。

　発熱や呼吸苦などそのほかの症状は認められなかった。私の指導医A先生は、患者を上気道炎と診断したのちに、第三世代セフェム系抗菌薬の内服薬を処方し患者を帰宅させた。診察後に私がA先生に処方の経緯を尋ねたところ、「患者さんも早く治してほしいみたいだしね」という返事が返って来たのだが、上気道炎の原因の大半はウイルスであり、細菌ではないと教わっていた。風邪を早く治すための抗菌薬という治療選択は正しいのだろうか?

▼

モヤモヤを論点化

● 上気道症状に対して抗菌薬を内服すると症状は早く改善するのだろうか?
● そもそも、風邪に抗菌薬の処方は必要なのだろうか?

当てはまる推奨はコレ

● インフルエンザ様の症状を呈すなどウイルス性の可能性が高い上気道感染症や経過が1週間に満たない自然寛解する副鼻腔感染症に対して抗菌薬を使用しないこと

団体 Choosing Wisely Canada (College of Family Physicians of Canada)
原文 ②Don't use antibiotics for upper respiratory infections that are likely viral in origin, such

as influenza-like illness, or self-limiting, such as sinus infections of less than seven days of duration.

● 上気道感染症に対して抗菌薬を使用することは避けること

団体 Infectious Diseases Society of America
原文 ②Avoid prescribing antibiotics for upper respiratory infections.

推奨の根拠となる文献を読み解く

● 上気道の細菌感染が発症した場合、それはインフルエンザのようなウイルス性感染症の合併症として発症することが大半である。大半の上気道感染症の原因はウイルスであり、上気道感染症に対して抗菌薬はほとんど推奨されないだけではなく、抗菌薬による副作用を経験する患者もいる

Chow AW, et al. IDSA clinical practice guideline for acute bacterial rhinosinusitis in children and adults. Clin Infect Dis 2012; 54 (8): e72-e112.

● 一般的な風邪や咽頭炎の患者では抗菌薬を処方すべきではなく、抗菌薬の処方が推奨される例は、急性中耳炎、A群溶連菌性咽頭炎、急性喉頭蓋炎、百日咳菌による上気道炎、および持続する副鼻腔炎の患者に対してである

● 医療者は患者と会話を重ね、ウイルス性感染症に抗菌薬を処方することによって生じうる様々なアウトカム（医療費の増大や抗菌薬への耐性、副作用など）について説明し、抗菌薬の適正使用について説明することが重要である

Zoorob R, et al. Antibiotic use in acute upper respiratory tract infections. Am Fam Physician 2012; 86 (9): 817-822.

● 医師が患者の訴えに真摯に対応し、病気の想定される原因について話し合うことで、抗菌薬を使用しない選択肢を選ぶ可能性が高まる

Hirschmann JV. Antibiotics for common respiratory tract infections in adults. Arch Intern Med 2002; 162 (3): 256-264.

私はこう考える

　私が医学生だったときに風邪の学習をしていて感じたことは、「風邪」という言葉ほど曖昧な概念は存在しないのではないかということである。たとえば同じ上気道で発症する炎症でも、病原菌が同定されているものは「溶連菌

性咽頭炎」「インフルエンザ」などの病名がつけられているため、その原因や治療について理解がしやすかった。風邪という表現は、特異的な治療が存在しない上気道感染症を総称したもので、原因が多様であるととらえられるゆえに、その詳細を把握することが困難なのではないだろうか。

　風邪の原因の大半はウイルスであり、細菌が原因となる例は非常に少ない[1]。風邪の原因となるウイルスは数多く知られているが、実臨床において我々がその種類によって治療方針を変えることはほぼないため、原因ウイルスの同定をしないまま診断をつけることが多いだろう[2]。実際のところ、風邪は抗菌薬を使用せずとも治癒する例が大半であるが、依然として抗菌薬が処方される例が多いのが実情である[3]。現在も風邪に抗菌薬の処方が多い背景には何があるのだろうか。

　この理由については、風邪という概念の曖昧さが関わっていると考えられる。確かに風邪の原因の大半はウイルスであるが、細菌が原因である例が皆無というわけではない。特に高齢者や慢性閉塞性肺疾患を抱える患者は二次的な感染症を引き起こしやすいことから、「ウイルスが原因だろうけど、たまに細菌のこともあるから」「のちに肺炎を起こす前に予防として」という理由で抗菌薬が処方されやすいのかもしれない。また、多忙な実臨床では熱の原因がわからない患者に対して、除外的に上気道炎と診断することが少なくないだろうが、原因が特定できないために、医療者側が「重篤な細菌感染を見落としていないだろうか？」と不安を抱くことが抗菌薬の処方につながる実情があるのかもしれない。一方で患者の立場からみると、医療アクセスが容易な日本では軽症の風邪でも保険適用で病院にかかることができる。抗菌薬が魔法の万能薬であると誤解する人はまだ多く、「せっかく受診しに来たのだから抗菌薬くらいほしい」という患者の要望がいまだ多い面も決して見逃すことはできないだろう。

　世間に目を向けると、ウイルスと細菌が違うということを知らない人や、風邪をひいたといって抗菌薬を希望する人がまだ数多く存在する[4]。日々の多忙な外来において、風邪の大半には抗菌薬が必要でないことを説明する時間を割く代わりに、「保険的に」抗菌薬を処方したほうが確かに短期的に見れば楽かもしれないが、長期的にみるとそれは薬剤耐性菌の増加を招き、本当に抗菌薬が必要な患者に対して使用できなくなる事態が起こりうるだろう。

不要な抗菌薬処方を減らすためには、医療者が患者の症状に真摯に向き合うことで症状の原因となっている病原体が何なのかを考えることはもちろん、人々に対してウイルスと細菌の違いや、本当に抗菌薬が必要になる場合や症状について具体的に説明し、受療行動を変容させていくことが必要になってくるのではないだろうか。

1) Mäkelä MJ et al. Viruses and Bacteria in the Etiology of the Common Cold. J Clin Microbiol. 1998; 36 (2): 539-42.
2) Kirkpatrick GL. The common cold. Prim Care. 1996; 23 (4): 657-75.
3) Silverman M et al. Antibiotic Prescribing for Nonbacterial Acute Upper Respiratory Infections in Elderly Persons. Ann Intern Med. 2017; 166 (11): 765-774.
4) 知ろうAMR、考えようあなたのクスリ 抗菌薬意識調査2018 [http://amr.ncgm.go.jp/pdf/2018102 6_ig_vol8.pdf]

先輩医師はこう考える

岸田 直樹 （感染症コンサルタント）

　風邪への抗菌薬処方は耐性菌の世界的驚異的拡大という側面から、医療者だけではなく、患者側も含めた認識の修正が求められています。そこで、まず大切なことは"風邪"を感覚的なあいまいな言葉とせずに、医学的な狭義の定義として「ウイルス性上気道感染症」とシンプルにすることが重要です。すると「風邪に抗菌薬は100％無効」という図式ができます。

　ところが、これでも現場で起こっている問題は全く解決しません。というのも、風邪を引き起こすウイルスはサブタイプも含めると200種類以上いるとされ、そのほとんどは医療機関では同定できません。つまり、風邪をウイルス性上気道感染症と定義づけても結局は、風邪は臨床症状から判断する曖昧疾患であることには変わりないのです。

　となると医療者も患者も「本当に風邪か？」となり、100％細菌感染症は否定できないのであれば、安全・安心のためという両者の不安を解決するものとしての抗菌薬の立ち位置は変わらないことになります。実際、風邪症状に抗菌薬を出すことで細菌感染症の予防効果はあります。

　では、風邪症状に抗菌薬を出すことで、どのくらい細菌感染症の予防

になるか？　ですが、ここが4,000回に1回とされ[1]、この弊害として耐性菌の世界的驚異的拡大となっているのです。ここを医療者－患者で"話し合う"のがChoosing Wiselyの一つの目的です。

　ここで大切なことは、このような事実をただ正論としてぶつけるのではなく、医療者と患者で良好な関係を築きなら「風邪として抗菌薬なしで経過を見る方針」とできるか？　悪化しないか心配、という患者の不安を抗菌薬で解決するのではなく、症状悪化時の受診のタイミングを丁寧に説明し、抗菌薬ではない形で人間にしかできない患者ごとの思いを踏まえた"説明という処方"で診られるか、それが大切な時代になっているということです。

　Choosing Wiselyは、無駄な医療に対してEBMを振りかざして非難し排除するものとするのであれば広まらないでしょう。「患者さんの不安を検査や薬ではない人としてのアプローチで解決できる」、そんな新しい医療が風邪診療から生まれると感じます。

1）Petersen I, et al. Protective effect of antibiotics against serious complications of common respiratory tract infections: retrospective cohort study with the UK General Practice Research Database. BMJ 2007; 335 (7627): 982.

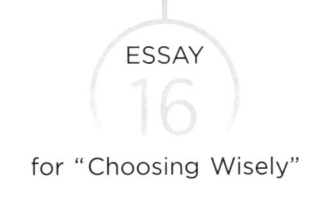

ESSAY

16

for "Choosing Wisely"

医療側が情報発信することの重要性

重堂 多恵（旭川医科大学医学部医学科5年）

患者さんの不安は医療への理解不足もある…？

　そもそも患者さんはなぜ病院に来るのだろう？　具合が悪いから、怪我をしたから、健康診断のため、様々な理由を持って病院に来る。病院に来る理由がなんであれ、根底にあるのは「不安」ではないだろうか。

　私の住む北海道は、医師の偏在が顕著であり、大学病院の位置する市・地域を出ると、どこの地域でも医師が少ないという印象がある。私は大学のサークル活動で、そのような地域に関わる機会があった。住民の方々は病気になった時にどこの病院に行けばよいかわからない、地域の病院では適切な治療が受けられないかもしれない、といった不安を訴えていた。大学病院の位置する地域に比べると医師が少ないのは事実だが、このような不安の原因としては都会のほうが良い医療が受けられる、大きな病院のほうが何となく安心できるといった認識も影響していると感じた。

医師の情報発信による地域住民の変化

　実際に住民の医療に対する理解を深め、医療に対する不安や不満の解消を試みている地域があった。そこでは、医師が情報発信を行うことで、医療に対する理解を促していた。院長自ら、地域の広報誌でコーナーを開始し、住民の方々にその地域の医療の現状（日本の医療システムや医師の労働状況、大都市とその地域の違い、問題点や逆に恵まれている点、病院と診療所の役割、患者さんにお願いしたいことなど）をわかりやすく伝えていた。これにより住民の医療に対する理解が深まり、不安や不満の解消に繋がっていた。慢性疾患や軽症の方は大病院ではなく診療所にかかるようになったり、救急への軽傷患者の夜間救急受診が減少するなどの結果も出たという。さらに地

域で病院を支える働きが生まれ、市民個人での健康に対する関心も非常に高まっていた。私はこの病院と地域の取り組みを目の当たりにして、医師が地域の人々に働きかけることで実際に市民の意識を変え、より良い医療を目指すことができると感じた。

医療系学生×非医療系会社員の座談会で気づいたこと

Choosing Wisely をテーマに非医療系会社員の方々と座談会を行った。インフルエンザをテーマに、参加者各々の選択やその理由、病気に関する知識を伺い、医学生と薬学生から病気に関する予防や治療について、医療の現状と知識をお伝えした。この時、医療を専門に学ぶ学生と非医療系の方々とでは知識面のみならず、医療に対する考え方やイメージにも差があるため、すれ違いが生じやすいと感じた。医療の現場では、すれ違いがないよう医療者側から様々な工夫がなされているものの、患者さん側が受け身になってしまうことも多く、すれ違いをなくすのは困難だ。だが、もし患者さんがChoosing Wiselyの考え方を知ることで医療への意識が変わり、それをきっかけに意見交換が活発になれば、相互理解が進むのではないだろうか。

また、テレビやネットの不確かな情報に惑わされて不安になっている人もいると感じた。良くも悪くも健康への意識が高まる今日。情報が溢れているがゆえに、何が正しいか判断するのは難しい。座談会では、治療ガイドラインなどの信頼度の高い情報源を示しながら、知識をお伝えし、Choosing Wiselyの考え方を紹介した。信頼性の高い情報を、その専門を学ぶ立場から責任を持って伝えることは、一般の方々にとって安心につながると実感した。

医師の情報発信はとても重要だ。そして、Choosing Wisely は情報発信の糸口としてとても有用であると身を持って感じた。Choosing Wisely は学生の立場からも発信していくことができる。私はこれからも Choosing Wiselyを学び、この考え方を自分なりの形で発信していきたい。

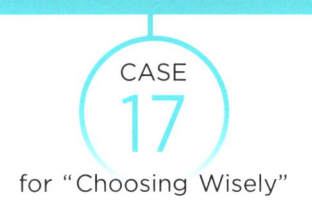

患者にとって本当に必要な検査とは何か?

豊田　那智 （自治医科大学卒後2年目）

体験談：ある日の病棟

　私が医学部5年生のとき、とある市中病院の救急に1人の男性患者が運ばれてきた。私は症状などから急性冠症候群ではないかと判断した。表情はやや苦悶様で、バイタルも安定していなかったため、すぐに輸液や酸素投与などの処置が開始された。同時に検査と治療方針の決定のため、心電図、胸部X線撮影、冠動脈CT検査などを行うことになった。必要に応じて循環器内科医と連絡を取り、PCI（経皮的冠動脈形成術）やバイパス術などの処置を行うことができるようにするためである。

　すると容態が落ち着いてきたところで、患者が検査をしないでほしいと訴えた。患者曰く、「自分は保険に入っておらず、これから必要な費用を払えるかどうかもわからない。お金のかかる検査や処置はしないでほしい」ということであった。その場にいた医師は説得しようとしたものの、患者の考えが変わらなかったため、付き添いの患者の奥さんと話をするように促した。

▼

モヤモヤを論点化

- 本当に必要な検査と必ずしもそうではない検査の違いはどこにあるのだろうか？
- 緊急度の高い状況の中で、検査の優先順位をどのように考えていくべきなのだろうか？
- 患者背景も含めた中で、最善の治療を行うにはどうすれば良いだろうか？

- AMI（急性心筋梗塞）の診断にはミオグロビンやCK-MBではなく、トロポニンIまたはTを用いること

  団体 American Society for Clinical Pathology
  原文 ⑨ Don't test for myoglobin or CK-MB in the diagnosis of acute myocardial infarction (AMI). Instead, use troponin I or T.

- 急性胸痛を呈している高リスクの救急部門の患者に、冠動脈コンピュータ断層撮影法（CT）による血管造影法を使用しないこと

  団体 Society of Cardiovascular Computed Tomography
  原文 Don't use coronary computed tomography angiography in high risk emergency department patients presenting with acute chest pain.

- 低リスクの患者に対して、心臓画像検査を行わないこと

  団体 American Society of Nuclear Cardiology
  原文 Don't perform cardiac imaging for patients who are at low risk.

推奨の根拠となる文献を読み解く

- CK-MBおよびミオグロビンとは異なり、トロポニンIまたはTの放出は心臓への傷害に特異的である

- トロポニンはCK-MBより前に放出され、AMI後にはミオグロビンよりも早くはないものの、同時期に血液中に現れる。CK-MBが基準値内で、安静時の胸部不快感を経験した患者の約30％は、トロポニンを用いて評価するとAMIと診断されるであろう。単一点トロポニン測定は、AMI重症度の決定のための梗塞サイズを測定することに等しい。したがって、CK-MBおよび他のマーカーの使用を中止して、トロポニンのみに頼ることは、診断の大きな一助となりうる

  Reichlin T, et al. Early diagnosis of myocardial infarction with sensitive cardiac troponin assays. N Engl J Med 2009; 361 (9): 858-67.
  Saenger AK. Requiem for a Heavyweight The Demise of Creatine Kinase-MB. Circulation. 2008; 118 (21): 2200-6.

- 今日まで、救急部門の急性胸痛を呈している個人の、冠動脈コンピュータ断層撮影法（CT）による血管造影法の使用を評価するランダム化比較試験は、低リスクまたは中低リスクの患者各人に限られていた

Goldstein JA. Journal of the American College of Cardiology. J Am Coll Cardiol. 2011; 58 (14): 1414-22.

Litt HI. CT angiography for safe discharge of patients with possible acute coronary syndromes. N Engl J Med. 2012; 366 (15): 1393-403.

Hoffmann U. Coronary CT angiography versus standard evaluation in acute chest pain. N Engl J Med. 2012; 367 (4): 299-308.

● 胸痛を呈した患者において、もし患者が正常な心電図（ST異常なし、左室肥大なし、前負荷なし、脚ブロックなし、心室内伝導系の遅延なし、洞調律、ジゴキシンによる治療なし）を呈しており、運動が可能であり、心臓疾患による死や心筋梗塞（既往歴、身体所見、心電図、心筋障害マーカーに基づいた）へのリスクが低いとみなされる場合は、初期検査において放射性・核種による画像検査や、ストレス下での心エコー検査を行うメリットがない

Hendel RC, et al. ACCF/ASNC/ACR/AHA/ASE/SCCT/SCMR/SNM 2009 Appropriate Use Criteria for Cardiac Radionuclide Imaging: A Report of the American College of Cardiology Foundation Appropriate Use Criteria Task Force, the American Society of Nuclear Cardiology, the American College of Radiology, the American Heart Association, the American Society of Echocardiography, the Society of Cardiovascular Computed Tomography, the Society for Cardiovascular Magnetic Resonance, and the Society of Nuclear Medicine. J Am Coll Cardiol. 2009; 53 (23): 2201-29.

私はこう考える

　BSLを行う際には医学生といえども、チームの一員として実習に臨むことが要求される。外来や救急の現場においてもただ見学するだけではなく、患者の診察を行い、必要な検査は何か、治療方針をどうするかなどを医師と一緒に考えていくことが求められる。その際に指導医を始めとする周囲の医師の考え方や行動は、医学生に対して大きな影響を及ぼすと言えよう。

　まずは検査の必要性の判断、優先順位（主にモヤモヤの一番目と二番目）に関して考察する。診断、さらに治療方針の決定を行うには、問診や身体診察だけでなく様々な検査を必要とする場合が少なくない。しかし検査は何でもすれば良いというものではなく、またいつでもどこでも自由にできるとは限らない。ここでは大きく分けて3つの観点から検査について考察していきたいと思う。

①医療設備や資源

②侵襲の度合いや迅速さ

③金銭、経済

① 大都市の市中病院や大学病院と、田舎の小規模な診療所では、医療設備や資源に差がある。前者ではCTやMRIなどを始めとする検査を行うことで、より多くの情報を得られる可能性を高め、診断の一助と成り得る。一方後者では心電図や超音波検査を中心とした簡便な検査設備しか整っていない環境もまだまだ多い

② 検査を含めてすべての医療行為は侵襲行為であり、その行為が患者にどのような利益、不利益を及ぼすかをきちんと正確に判断する必要がある。具体的に今回の症例で考えてみると、急性冠症候群を疑った場合、より迅速に検査を行うためには心電図や超音波検査、より正確に診断を行うためには冠動脈造影や心筋シンチグラフィなどの検査が考えられる。しかしこれらの検査をすべて順番に行うことは非効率的であるとともに、緊急度の高い症例では患者の予後に大きな影響を及ぼしうる。したがって検査の必要性の有無や優先順位を考えることが重要である

③ 見過ごされがちなのが経済的な側面だ。検査を行うには費用がかかり、それらの一部は患者の負担となる。日本は国民皆保険制度があるため、医療費の自己負担はかなり少なくはなっているものの、検査の内容や各人の年齢、収入などによっては、相応の金銭負担が必要となることを自覚しなければならない。また、年々医療費が増加の一途をたどっているという観点からも、検査の必要性の有無を医療者は常に考えていくべきであろう

これらはいずれも画一的に判断できるものではなく、それぞれの患者に応じた対応が必要となる。患者の年齢や基礎疾患、既往歴や内服歴、さらには個々の患者の生活環境も考慮した上で検査を行うことがより望ましいと考える。

次に患者背景の考慮と、患者の意思決定権及びその尊重（主にモヤモヤの3番目）に関して考察する。すべての検査や治療は患者のために行われるべきであり、患者にとって不利益となることは避けることが望ましい。しかし

前述のようにすべての医療行為は侵襲行為であり、メリット・デメリットは表裏一体のものである。また患者は一人ひとりが異なる背景を持っている。それは心理的側面、経済的側面、生活環境などに及んでおり、医師はあらゆる角度から患者にとっての最適な医療行為を考えていく必要がある。同時に患者の意思決定権はきちんと尊重されるべきであり、これらの両立のためには何が必要かを常に考えなければならない。

先輩医師はこう考える

徳田　安春 （群星沖縄臨床研修センター長）

　経済的な理由で検査や治療を拒否する患者さんがいます。その時に大切なことは、経済的に困難なケースでは医療費を補助する仕組みがあることを患者さんにきちんとお伝えすることです。そのような仕組みに詳しいエキスパートが病院にいます。それはソーシャルワーカーです。緊急度の高いケースの場合はただちにソーシャルワーカーに相談し患者さんの経済的な心配を減らす努力を行うべきと思います。急性冠症候群のような重篤な疾患の場合には高額な医療費がかかるため、むしろ医療費を補助する仕組みがかなり進んでいることが多いのです。

　患者さんの社会経済的な立場によって検査や治療の方針を大きく変えることは慎重でなければならないと思います。医療介入への適応は、エビデンスとShared Decision Makingに基づいて行われるべきです。患者さんが高額所得者だからといって過剰に検査をやってよいということはありません。また、患者さんが経済的に困窮している人だからといって医学的に必要な検査をやらないで良いということはありません。

　Choosing Wiselyの推奨文については、その根拠となるオリジナルの臨床研究論文を批判的に吟味することが大切です。その方法として、学生の皆さんにお勧めしたいのがGATE frameです[1]。ニュージーランドのジャクソン先生が開発したツールで、何が重要かが一目でわかるようにビジュアル化されています。オックスフォード大学のEBMセンターでは、医学生のEBM学習に使われて効果は出ています。今回の推奨文の根拠となった主な論文を参照し、箇条書きでサマリー化する際にぜひ活用

してみてくださいませ。

1）Jackson R, et al. The GATE frame: critical appraisal with pictures BMJ Evidence-Based Medicine 2006; 11: 35-38.

第2章　医学生・研修医の体験から〜Case & Essay〜

ESSAY
17

for "Choosing Wisely"

地域医療実習とへき地医療経験

浦田 恵里（大阪医科大学医学部医学科6年）

地域医療について考える

　深刻化する医師偏在に対し、日本の行政は医学部の定員を増やし対策を図ってきた。しかし多くの医師はへき地に行くことを好まないため、純粋に医師の数を増やすだけでは解決できない問題であるように思われる。

　医師がへき地で働くことを促進する因子として、医師自身がへき地出身であること、医学部入学時点でのへき地医療への興味、へき地医師養成のための特別プログラム出身者、へき地就労を条件とした奨学金受給者、卒前の地域医療実習、医学部のキャンパスがへき地にあること、総合医、卒後早期のへき地医療経験がある[1]。そして間接的なエビデンスではあるが、地域医療教育によって医師が前向きにへき地で働く後押しになる可能性も示唆されている[2,3,4]。ここでは単に田舎にある診療所で実習するというだけでなく、学生がどのように地域医療を学んでいるかが重要であると思う。地域の人が集まる座談会に参加したり、まちを回りながら人の話を聞いてみたり、実際に畑仕事を経験した。へき地の病院や山間部にある診療所、離島での医療などで実習させていただいたことのある自身の経験からも、地域医療といってもただそこに行き，先生の話を聞いていれば学べるというわけではなく、その地域の特性や文化などを含めて自分で考えることが大切であり、そこに地域医療のやりがいが感じられるのだと思う。

地域医療とChoosing Wiselyの共通点、その先へ

　地域医療教育とChoosing Wiselyの関連はどうだろうか。へき地医療の問題の一つに、前述のような医療者や医療資源などの不足により十分な医療が受けられない状況がある。このような状況はデメリットとして捉えられるこ

とが多いと思うが、Choosing Wiselyを考えると絶好のチャンスとなりうるのではないだろうか。都市部の医療機関でたくさんのリソースに囲まれ、指導医にも恵まれた環境がある場合、通常、大組織であることも考えると、一つひとつの診療行動に疑問を感じても、学生や研修医自らが変化を起こすことは相対的に難しいように感じる。一方、医療資源が少ない場所では資源の効率性と公平性の意味でも、目の前の患者さんにその医療が本当に必要なのかどうか問い直すきっかけは増え、またそのような環境での学生や研修医の一つひとつの疑問は重く受け止められることが多いように感じる。学生や研修医が自分の行動や目的について振り返ることのできる地域医療の現場は、Choosing Wiselyを深く学ぶ場として優れているのではないだろうか。

　最後に、一医学生の立場から思うことは、地域医療もChoosing Wiselyも意味がまだまだ正しく理解されていないということである。「地域医療」という単語は聞いたことがあっても、実情を的確に把握し、自分なりの考えを述べられる学生はほとんどいないだろう。「Choosing Wisely」に至っては聞いたことのない学生も多く、その実を知っている人は非常に限られている。地域医療と同様にChoosing Wiselyについても、患者さんの価値観や地域の文化を踏まえた対話の中で、その理論と実践を考えられるような教育が必要なのではないかと思う。そういった意味で、地域医療とChoosing Wiselyは組み合わせることで、今までにない教育の可能性が考えられるのではないだろうか。

1) Brooks RG, et al. The Roles of Nature and Nurture in the Recruitment and Retention of Primary Care Physicians in Rural Areas: A Review of the Literature. ACADEMIC MEDICINE 2002; 77 (8): 790-8.
2) 松本正俊, ほか. エビデンスに基づく地域医療教育. 医療と社会. 2012; 22 (1): 103-112.
3) 岩崎拓也, ほか. 地域医療実習による学生の意識変化と地域指向性との関連―和歌山県東牟婁郡串本町における地域医療教育―. 医学教育. 2011; 42 (2); 101-112.
4) 高屋敷明由美, ほか. 医学生の地域医療実習体験とその必要性の認識. 医学教育 2005; 36 (1); 47-54.

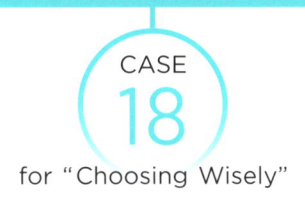

紹介制度が改善すれば
不要な検査は減らせるか?

玉城 駿介〔公立病院［兵庫県］　初期研修医〕

体験事例：40歳代、女性、メニエール病にて近医耳鼻科に通院歴あり

　近医耳鼻科からの紹介状を持ってめまいと頭痛を主訴に救急外来を受診された。既往歴を確認するためにカルテをみると昨日も受診されていた。いつものめまいに加えて頭痛の出現があったためにかかりつけ医を受診したところ、当院救急科に紹介された。診察に加えて頭部CTを撮影され、救急科では頭蓋内病変は否定的で帰宅となっていた。

　今日の紹介状を読むと、その後、近医を受診したものの、再度当院救急科を受診するように言われたとのこと。紹介理由には「これはメニエール病ではなさそうなので精査お願いします」との一言のみであった。電話相談しようにもすでに近医の終業時間は過ぎていた。

　近医でメイロンの点滴を受けてめまい症状は消失しており、診察上でも二次性頭痛を疑うような所見は認めなかった。画像検査の閾値に達しないと判断したが、問題はこれが紹介での受診であること。CTを撮影後の再度紹介なので無下に帰すわけにもいかない。患者・上級医とも相談してMRIを撮影したが、異常所見は認めなかった。

　さて、緊急性の否定はできたが今後の治療をどうするべきか。実際に患者はめまい症状と頭痛で苦しんでいる。メニエール病を含めた末梢性めまいや片頭痛関連めまいが鑑別に上がるが、ここは救急外来なので緊急性がないと判断されれば精査もできない。しかし、近医耳鼻科ではメニエール病を念頭に置いた精査や治療継続は難しそうと判断し、主訴を頭痛として別の脳神経内科へと紹介することになった。

モヤモヤを論点化

- 紹介患者に対しては、紹介元への敬意の名の下に不要と思われる検査もしなければならないのか？
- 紹介方法を工夫することで、不要な受診を減らせるのではないか？

当てはまる推奨はコレ

- 臨床所見が正常で、片頭痛の診断基準を満たし、二次性頭痛のレッドフラッグ（警告）所見のない患者に対して、神経画像検査や副鼻腔画像検査を指示しないこと

  団体 Choosing Wisely Canada (Canadian Headache Society)
  原文 ①Don't order neuroimaging or sinus imaging in patients who have a normal clinical examination, who meet diagnostic criteria for migraine, and have no "red flags" for a secondary headache disorder.

推奨の根拠となる文献を読み解く

- 頭痛の患者に対して神経画像検査、副鼻腔画像検査、頸部画像検査、脳波検査をルーチンで行うことは推奨されない

  Becker WJ, et al. Guideline for primary care management of headache in adults.: Can Fam Physician. 2015; 61 (8): 670-9.

- 頭痛患者の神経学的異常所見は、画像検査での異常所見陽性の尤度比を42倍にする

- CT検査で異常所見認めず治療抵抗性であった頭痛患者のうち、MRI検査で病変が見つかったのは1.7%であった。

  Sempere AP, et al. Neuroimaging in the evaluation of patients with non-acute headache.: Cephalalgia. 2005; 25 (1): 30-5.

私はこう考える

　めまいはcommonだが、non-criticalな病態であることもあれば、脳血管障害などcriticalな可能性がある主訴である。重要な身体所見である眼振を検査し慣れていない医師も多い。主科が耳鼻科、脳神経内科、脳神経外科、救急科、内科のどれとも判別がつかない場合も多く、たらい回しになることもし

ばしばある。本症例も外来クリニックと救急科とのコミュニケーション不足もあり、患者の時間を奪うような非効率的な複数回受診が起きたケースである。

　外来クリニックから精査可能な病院の紹介は紹介状を介して行われる。都会の大病院から地域のかかりつけ医への流れが厚生労働省からも推奨されている昨今、紹介状の重要性は以前より高くなっている。患者の情報は紹介状1枚で伝えられる。書く方も読む方も忙しいのは事実だが、今回のように情報伝達が不十分となることもある。また実際に手紙であるため、持ち運びは郵送または患者による手渡しによるしかない。紹介先は患者の来院まで受け取れないこととなり、受け取るまで自分が受け取り先として適切なのかわからず、紹介元や患者に伝えることもできない。飛行機のチケットが発券されずにバーコード化されているこの時代に手紙でやり取りするのは、wiselyと言えるだろうか？

　ではなぜ、紹介状が現場で使われているか。紹介状には"面子"が付随しているからだ。別の言い方をすると「この患者を大切に扱うように」という書き手の病院・医師の威信・圧力を伝える役割がある。書き方も仰々しく時代がかっており、いまだに手書きが散見される理由でもあるだろう。この意志表示は患者のためになっている部分もあるかもしれない。自分で加療できない医師が最後に患者へと貢献できる手段かもしれない。しかし、連絡・情報共有の手段の進歩した現代で、患者に病院や医師の圧力をバックに付けて身元をはっきりさせるようなやり方は必要なのだろうか。そして、本症例のように面子に遠慮してレッドフラッグのない頭痛に不要な検査を行っているのはwiselyな状況とは言えないだろう。

　Choosing Wiselyの必要性・重要性を知っている現場の医師も多い。しかし、知っているうえで不要とわかりながら検査や加療を行っている医師もまた多い。今後Choosing Wiselyの活動を広め現実味のあるものにしていくには、現場の医師達が実行できない理由を考えていく必要もある。今回のケースでその理由の一端を、紹介状を中心とした紹介制度に見た。今回は頭痛であったが、紹介の方法が充実すれば無駄な来院や検査も減らせるのではないか。

小坂 鎮太郎（板橋中央総合病院　総合診療科）

　頭痛やめまいといった主訴は、中枢性疾患をどこまで除外できるか不安を抱えながら診療に取り組む必要があるため、世界共通で画像検査に頼りたくなる状況が多くあります。

　こと日本では、人口当たりのCTやMRIの台数が世界一で、アクセスが容易であるため、撮影せずに診断するということが逆に珍しい状況になってしまっています。この環境がクリニックで診療する医師に画像診断目的の紹介を強迫させる一因になっているとも考えます。

　したがって、我々病院で紹介を受ける立場としては、そのようなクリニックの医師の立場を重んじて対応（＝忖度）することが必要だと思います。具体的には、このような状況に対してChoosing Wisely[1]でもAHA[2]でも発表されているように、仮に画像を前提として紹介されたとしても、病歴と身体所見を大切にして、画像なしで重症疾患を除外できて、診断をつけられるのであれば、そのようにお返事させていただき、今後も遠慮なくご紹介くださいと心地のいいお返事することが大切だと思います。この際に、後医は名医と言われるように、前医の状況の方が情報量や診療環境が不利であることを踏まえて、患者さんに対しては前医の対応を責めないようにしましょう。

　紹介状のやり取りや画像の共有など、日本が遅れをとっていることは間違いありません。日本病院団体協議会などの団体は電子カルテ情報の共有などオープンカルテシステムによる無駄の削減を考えていますが、2018年11月の時点で、電子カルテの規格統一化についてm3.com医師会員2094人（開業医：487人、勤務医1607人）に聞いたところ、電子カルテの規格統一化に賛成しているのは、開業医の36.3％、勤務医の52.7％と積極的な賛成者は少ないのが現状です[3]。これは働き方改革や医療費抑制など多くの影響をもたらすため、診療内容のみならず、診療システムのChoosing Wisely も今後検討されていくことが望まれます。

1) Four Things Physicians and Patients Should Question by Canadian Headache Society. Last updated: June 2017, Choosing Wisely Canada.

2）Saber Tehrani AS, et al. Diagnosing Stroke in Acute Dizziness and Vertigo Pitfalls and Pearls. Stroke 2018; 49: 788-795.
3）「電子カルテ、使いやすい？」, m3.com,last up date: April, 2019. [https://www.m3.com/open/iryoIshin/article/642703/]

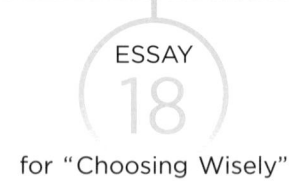

ESSAY

18

for "Choosing Wisely"

医学部1年生にとっての
Choosing Wiselyの意義

西垣 敦司（滋賀医科大学医学部医学科2年）

「英語は何かを学ぶための切り口になる」と、ある私の尊敬する先輩が言っていた。何かを学ぶ時には媒体として言語が必要であり、それを英語にすることで、英語を勉強しながら何か他のことを学ぶことができるということだ。確かにそうである。英語の医学書を読めば、医学の知識を身につけることができるだろう。

Choosing Wiselyは医療について深く考えるための切り口になると私は強く思う。Choosing Wiselyはどうすれば患者が最も幸せであるかという医療の根本的な目的を示している。これは確実により良い医療を目指す概念であり、患者にとっても医療者にとっても良い医療について考えるための規範としてふさわしいものであると私は考える。私自身、その規範から問題になっている様々な医療の場面について考え、その周辺の医療の知識を深めることができた。

私は医学部に入学したばかりの1年生や、これから医療を学ぶという人にとってChoosing Wiselyを勉強する意義は非常に大きいと考える。いつ勉強しても絶対に遅くはないのだが、たとえば、Choosing Wiselyのような医療の根本的な目的を、医師になってしばらくして初めて学んだ人は、医療について学習する順番が「知識・技術→目的」になる。医療についての知識や技術を身につけた後から医療の目的を知れば、「知識や技術を使うために」という風に医療者側の都合で左右されてしまう危険性が少なからずあるかもしれない。しかし、医学の初学者で、まず最初に医療の根本的な規範となるものを学んでおいて、それからChoosing Wiselyのような医療の根本的な規範となるようなものを勉強すれば、「患者の幸せのために」知識や技術を用いるという目的意識を明確に持つことができるであろう。いずれにせよ、まだ無知

で白紙の状態のときにChoosing Wiselyを勉強しておくことは、医療に対する潜在的な考え方として持っておきやすくなるので、大変有意義なことであると私は考える。

医療の初学者がChoosing Wiselyを勉強する意義はそれだけではない。Choosing Wiselyが日本に入ってきたのはごく最近のことであり、現在、日本の大学でChoosing Wiselyを教えているところはほとんどないと思われる。したがって、Choosing Wiselyを勉強するには、もちろんインターネットや文献もあるが、効果的に勉強したいなら学内外の自主的な活動によって行われる勉強会などに参加するしかない。こうして自発的に行動し、学内外のいろいろな人に出会うことで、さらに医療について学ぶ機会も増えるし、そういった自ら活動しているコミュニティには、時に自分を大きく動かすインフルエンサーとなる人も多い。これは特に大学1年生にとっては大きな刺激になり、世界観を大きく広げるきっかけにもなるし、また副次的な効果としていろいろな人と失礼のないように接する「お作法」を学ぶ機会にもなる。自分のコミュニティが自分の大学の中だけで完結してしまっていては、自分を一つの狭い価値観に縛り付けることにもなるし偏った考え方をもつ人間になりかねない。

私がChoosing Wiselyに初めて出会ったのは1年生の2月だった。当時私は憧れの医学部に入ってバリバリ医学を勉強したいと思っていたが、大学の授業は普通の大学と同じような一般教養ばかりで学習意欲が削がれてしまい、ほとんど毎日部活や飲み会ばかりだった。しかし、縁あってChoosing Wiselyの勉強会に参加してみると自分の全く知らなかった世界に強い衝撃を受け、その後様々な人と出会い、より良い医療について考えを深めることもでき、今振り返ると人生のターニングポイントだったと思う。

まとめると、私が言いたいのは、Choosing Wiselyは医療の根本的な規範として持っておくべきものであるから、医学部1年生のようなまだ医療に関して無知の人が最初に勉強する意義は非常に大きく、それにより患者主体の全人的医療を自然と発想できる人材が育つと私は考えている。

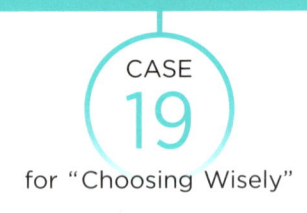

進行した認知症で食事が取れない患者への栄養投与経路はどうすべきか?

近藤 敬太（藤田医科大学　総合診療プログラム　家庭医療専門医）

体験事例：80歳代、男性　アルツハイマー型認知症の既往あり

　150床のケアミックス病院にて働いている私に転院の依頼があった。紹介状によると症例は80歳代の男性で、10年来のアルツハイマー型認知症、誤嚥性肺炎にてここ1年で2回の入院歴があり、500床の急性期病院である前医にて再度、誤嚥性肺炎のため入院加療されたとのことであった。抗菌薬加療後、言語聴覚士の判断により「わずかな経口摂取はできるものの1日十分量の経口摂取はできない」と判断されたため、経鼻栄養チューブでの加療のみで療養するために私の元へ転院となった。

　転院当日に家族と面談したところ、前医では食事がもうとれないからと経鼻栄養で療養する方針となったが、主治医と詳しく話すことはできなかったとのことであった。本人は意思疎通が取れなかったが、家族によると病前は食事を食べることがとても大好きな性格だったこともあり、出来れば食事をとらせてあげたいと言っている。私はどうすれば良いか悩んでしまった…。

▼

モヤモヤを論点化

- 高齢者特有の病態に対して、どう向き合えばよいのだろうか?
- 認知症末期の患者の栄養投与経路について、どう考えればよいのだろうか?
- 食事がとれなくなってしまった方に、予後を長くするための経皮経管栄養を考慮すべきなのだろうか?

● 重度認知症の患者に経皮的栄養チューブを推奨してはならない。代わりに経口補助栄養を与えること

団体 American Academy of Hospice and Palliative Medicine

原文 ① Don't recommend percutaneous feeding tubes in patients with advanced dementia; instead, offer oral assisted feeding.

推奨の根拠となる文献を読み解く

● 経皮経管栄養を十分な病状説明と意思決定がなされないまま開始された患者とその家族の対応に対して、私は悩んでいた。食事がとれなくなってしまった患者に対し、可逆性の認知症の除外などその原因を突き止めることは医師として最も重要であるが、日本の臨床において上記の方のように末期の認知症で食事摂取困難となる方を診る機会は少なくない。

● しかし、進行した認知症患者において、人工栄養が予後を改善せず、生活の質も改善しないという明確なエビデンスがある。進行した認知症で経皮経管栄養を挿入された患者の半数が6ヵ月以内に亡くなり、褥瘡や機能改善には寄与しないことが示されている。そればかりではなく、過剰栄養や下痢、腹痛、副鼻腔炎などの局所の合併症、誤嚥やコミュニケーション能力の低下にも繋がりうる。経口からの食事摂取はエビデンスに沿った治療法なのである。

Finucane TE, et al. Tube feeding in patients with advanced dementia: A review of the evidence. JAMA 1999; 282 (14): 1365-70.

私はこう考える

　総合診療医となり、実際に多くの患者を主治医として受け持つようになり、食事がとれない患者さんを診る機会にしばしば遭遇する。患者の食べられないという訴えと出会った際には、まずは急性疾患や薬剤性・社会性といった可逆性の原因を考慮する必要がある。そのためには各疾患を除外するためのRoutine としての Work up を行えるようにしておく必要がある（筆者はよくMEALS-ON-WHEELS[1][※]といった mnemonics を使用している）。

　しかし、実臨床では本症例のように、進行した認知症によって不可逆的に食事摂取が困難となり、最終的に「食べられない」という決断を下さざるを得ない場面もある。この場合、日本では胃瘻をはじめとした人工栄養を行うか検討することが多いだろう。胃瘻の是非については必ずしも日米で見解は同じではなく、特に日本では脳血管障害の嚥下障害に対する胃瘻造設が多いため、必ずしも人工栄養を完全に否定することはできないと考える。ただし、米国の研究ではあるが、経皮経管栄養のために身体拘束が死亡者の25.9％に行われ、23.4％の家族が経管栄養チューブの挿入を後悔していたという報告[2]もあることを知っておかなければならない。

　不可逆的に「食事が食べられない」という事実がわかった後に重要となるのは、患者・患者家族との新しいケアの目標設定である。人工栄養のメリット、デメリットを十分に検討したうえでそれぞれの価値観に応じた目標を設定する必要がある。特に進行した認知症患者の場合、患者本人との意思疎通は困難であることが多く、患者家族との話し合いが中心となるだろう。少しでも長く生きてほしいと望む家族や、患者を飢えさせてしまうのではないかと心配する家族、痛いことや苦しむようなことはしてほしくないと望む家族、その思いは様々である。実際には、多くの非医療従事者は人工栄養について生活機能の改善や予後を改善してくれると理解しており、医学的な知見とは完全に同じではないという事実を知っておかなければならない。

　「食事が食べられない」という問題は高齢化が進むこれからの私たちの社会にとって、医療者だけでなく、国民全体で考えなければいけない問題である。医療者がしっかりと今までの知見を理解したうえで、「食事が食べられない」という現実を家族とともに受け止め、患者と家族の食事に対する思いや人生観について寄り添い、話し合うことで、患者中心の意思決定を個別の価値観に基づいて行っていく必要がある。

1）Huffman GB. Evaluating and Treating Unintentional Weight Loss in the Elderly. Am Fam Physician 2002; 65 (4): 640-650.
2）Joan M. Teno, et al. Decision-Making and Outcomes of Feeding Tube Insertion: A Five-State Study. J Am Geriatr Soc 2011; 59 (5): 881-886.

鄭 真徳（佐久総合病院　総合診療科部長）

　認知症が進行すると、最終的には嚥下障害が進行して食事に対する意欲もなくなり、経口摂取で十分な栄養を摂取することが困難となります。指摘のとおり、進行した認知症患者に対する経管栄養は推奨されていませんが、他に有効な手段が提示されているわけではありません。つまり、認知症が進行して経口摂取が困難になった時には、死期が近づいていると判断せざるを得ないということです。

　認知症が進行してしまうと本人による意思決定は難しくなるので、そうなる前に本人の終末期医療に対する意向（リビング・ウィル）を確認しておくことが重要です。認知症初期の段階から、いずれ認知症が進行すると経口摂取が困難となる可能性が高いことについて説明し、心の準備あるいは家族内での相談を進めておきたいところです。しかし現状では本症例のように、本人のリビング・ウィルは確認されないまま終末期に至っている場合が多くあります。代理人（多くの場合は家族）と意思決定をする場合には、代理人として適切かどうかという判断も必要です。適切な代理人がいない場合には、倫理カンファレンスを開催して、医療従事者主導で意思決定を進めていくことになります。

　本人・家族との話し合いにおいて重要なのは、「悪い知らせを伝える」という認識を持つことです。普段死について直面することが少ない患者・家族にとって、死を意識せざるを得ないような情報を伝えられることの衝撃は大きいものがあります。がん患者に悪い知らせを伝える際に用いられるSPIKES[1]などのコミュニケーションスキルを参考にするとよいでしょう。

　また医療者にとっては、代理人がいてもいなくても、こういった意思決定に携わることは非常に精神的負担が大きいといえます。個人としてだけでなく「医療チーム」として対応することを心がけて、多職種で情報を共有して話し合うことが重要です。倫理カンファレンスの開催も有効かもしれません。

1) Balie WF, et al. SPIKES-A six-step protocol for delivering bad news: application to the patient with cancer. Oncologist 2000; 5: 302-311.

for "Choosing Wisely"

チーム医療で実現する
真に患者さんに根差した医療

近澤　徹（北海道大学医学部医学科3年）

　チーム医療は必要なのか？　m3.comが2015年に行ったアンケートの結果、病院勤務の医師で約30％、診療所の医師で約50％もの医師たちが「チーム医療は不必要」と答えたという[1]。「チーム医療」という言葉は広まりつつあるが、このアンケート結果からもわかる通り、実際にはそれが掲げる理想の実現にはほど遠いようである。

　ところで、そもそも「チーム医療」とは何なのだろうか？　そして、なぜ「チーム医療」が必要とされているのだろうか？　チーム医療について考える前に、まず「チーム」とは何なのだろうか。"グループ"と"チーム"は違うということはよく言われていることで、"チーム"が"グループ"とは異なる点は、①目的の共有、②役割の分担、③責任の共有、である。医療現場におけるチームという意味では、真に患者さんに根ざした医療の提供という目的の共有（①）。そのために、現場の医師をはじめとした様々なメディカルスタッフが、それぞれの専門性を活かす形で役割を分担（②）。そして、メンバーはチームのもとで責任を共有し、現場におけるあらゆる課題を解決していくことが必要（③）。これこそが「チーム医療」である。

　では、なぜ「チーム医療」が必要なのか？　複雑化の一途をたどる医療業界において、今後ますますこの複雑化の傾向は強まっていくだろう。そのような中で、真に患者さんに根ざした医療（これは、医師一人の力だけでは達成が困難になっていくはずである）の実現のためには様々なメディカルスタッフがそれぞれの役割を分担し、その専門とする能力を発揮する必要がある。そして医師はこれらのことを踏まえて、チームのリーダーとしてメンバーそれぞれのパフォーマンスを最大限引き出せるように舵取りをしていくことが求められる。しかし、これは簡単なことではなく、特に大学の授業のカリキ

ュラムでは、"チームビルディング"や"チームマネジメント"などといった
ことは教わらない。そしてこれは理論で習得できるといったものではなく、
実践を伴って初めて習得できるものである。実際に自分で試行錯誤をしなが
らチームを作ってそれを動かしていく、といった経験がないと真の意味で「チ
ーム医療」を形作っていくことは難しいと思う。そういう意味で、学生のう
ちから医学そのものを学ぶことはもちろんのこと、「チームで何かやる」とい
ったことを意識するべきだと思う。

　AI病理診断支援に代表されるように、今後ますます新しいIT技術が医療
業界に参入してくるようになると、単にメディカルスタッフという枠組みを
超えて、さらに多様な職種の人たちと連携していくことが求められることに
なる。また、多くのIT技術が医師の様々な実務的・技術的な部分をサポート
していくようになると、必然的に医師としての在り方もそれに合わせてシフ
トしていく必要がある。AIなどのIT技術がどれだけ進歩しても、それらが
入り込めないような領域。すなわち、人と人の繊細なコミュニケーション、
まさに「チーム医療」という言葉に表現されるような、人を束ねチームを率
いていくといったことにこそ、医師としての存在意義があるのだと思う。

1）ここがおかしい！ここが問題！医療界Vol.8.「チーム医療は不要」半数近く、診療所医師
　　[https://www.m3.com/news/iryoishin/297965]

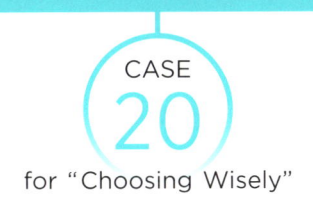

術後せん妄に対する理想の対応とは何か？

華岡 晃生（公益社団法人石川勤労者医療協会 城北病院　初期研修医）

　改訂長谷川式認知症スケール12点（30点満点）。腹腔鏡下S状結腸切除術後。

　外科ローテーションで担当した患者の術後せん妄にひどく悩まされた。手術前日に病院を抜け出す程の体力のある方だったので、現場の看護師さんたちは術前から術後対応を想定して困っていた。

　私はUpToDateや種々の文献を参考に術後にセレネース静注を指示した。看護師さんたちにはドレーンやルート抜去のリスクがあるので、身体抑制や不穏時の指示を頼まれた。「医師国家試験では身体抑制はしない方がよかったよな」、そして「あまり薬剤を使わない方がよかったよな」という思いを抱いていた。しかし看護師さんたちの負担を考え、それらの指示をオーダーした。

　患者の術後せん妄は薬を使えば使うほど日に日に悪くなっていった…、私は一体どうすればよかったのか？

▼

モヤモヤを論点化

- 術後せん妄に対する理想の対応は何か？
- 現場の協力をどのように仰ぐか？
- 患者にとってのベストの対応は何だったのか？

- 高齢者の不眠、興奮、せん妄に対する第一選択薬としてベンゾジアゼピン

CASE 20　術後せん妄に対する理想の対応とは何か？

系薬や他の鎮痛・催眠剤を使わないこと

団体 American Geriatrics Society
原文 ④ Don't use benzodiazepines or other sedative-hypnotics in older adults as first choice for insomnia, agitation or delirium.

● せん妄がある高齢の入院患者の行動を管理するために身体拘束をしてはならない

団体 American Geriatrics Society
原文 ⑩ Don't use physical restraints to manage behavioral symptoms of hospitalized older adults with delirium.

推奨の根拠となる文献を読み解く

● ベンゾジアゼピン系薬やその他の鎮静剤を服用している高齢者では、入院や死亡に至る自動車事故・転倒・股関節骨折のリスクが倍以上になることが様々な大規模研究で示されている。高齢患者・介護者およびそれらの薬剤を処方する医師は、不眠症・不穏またはせん妄の治療を検討する際に、これらの起こりうるリスクを認識すべきである

Finkle WD, et al. Risk of fractures requiring hospitalization after an initial prescription of zolpidem, alprazolam, lorazepam or diazepam in older adults. J Am Geriatr Soc. [Internet]. 2011 Oct; 59 (10): 1883-1890.

● せん妄は、患者自身のけがや治療の妨げになりうる。せん妄に対して身体拘束の有効性を裏付けるエビデンスはほとんどない。身体拘束は、重大な傷害または死亡につながる可能性があり、不穏症状を悪化させうる

Mott S, et al. Physical and chemical restraints in acute care: their potential impact on rehabilitation of older people. Int J Nurs Pract. 2005 Jun; 11 (3): 95-101.

● せん妄への有効な対処方法として以下の4つが挙げられる。①せん妄の予防および治療を行う、②患者の不快感の原因を特定し管理する、③良質な睡眠サイクルの環境を整える、④家族の接触を多くしスタッフとの相互支援を行う

Cotter VT, et al. Avoiding restraints in hospitalized older adults with dementia. Best practices in nursing care to older adults with dementia. 2012; D1.

● せん妄患者への身体拘束フリーアプローチを実施するには患者を継続的に観察することが重要である。具体的には、対策を一度試みて効果がない場

合は継続しない。患者のニーズに関する手がかりを得るために行動を観察する。不要なモニターまたはルートを中止する。患者の不安を軽減するために短期記憶の質問を避ける。

Flaherty JH, et al. Matching the environment to patients with delirium: lessons learned from the delirium room, a restraint-free environment for older hospitalized adults with delirium. J Am Geriatr Soc. 2011; 59Suppl 2: S295-300.

● 薬剤の介入は、患者が他人に危害を与える場合、医師による評価の後で時々利用される。身体拘束を使用する場合は、最低限かつ最後の手段として使用する。

Maccioli GA, et al. American College of Critical Care Medicine, Society of Critical Care Medicine. Clinical practice guidelines for the maintenance of patient physical safety in the intensive care unit: use of restraining therapies – American College of Critical Care Medicine Task Force 2001-2002. Crit Care Med. 2003; 31 (11): 2665-767.

私はこう考える

　重度のアルツハイマー型認知症の患者を初めて担当し、術後せん妄に対する対応が終始後手に回ってしまった反省症例である。この患者や家族、対応に当たってくださった看護師たちからは非常に多くのことを学ばせていただいた。いずれの治療もメリットとデメリットがあり、それらを天秤にかけた時にメリットが上回った場合に治療が行われるということを痛感した。特に、術後せん妄を起こしてから約3ヵ月後の現在も患者が奥さんの顔を思い出せなくなってしまったことは心が痛い。「がんはなくなってよかったけど、何だか悲しいよ」という奥さまの言葉が頭から離れない。

　医師として私ができることは何なのかを考えた末に至った考えがある。まず1つ目にはせん妄を起こし得るありとあらゆるリスクの素因や誘発因子を認識し、それらを排除できるように家族や看護師たちに働きかけることである。2つ目にチームとして最良のせん妄対応を目指すことである。

1. せん妄のリスク素因や誘発因子について

　内科疾患や非心臓手術でせん妄リスク因子は、認知症、MCI（mild cognitive impairment）、機能障害・視力障害・アルコール多飲・70歳以上である。内科患者でせん妄誘発因子はポリファーマシー（4種以上）・精神科薬剤・身体

抑制・膀胱留置カテーテルの使用・BUN/Cr比高値である[1]。

2. チームとしての最良のせん妄対応

　薬物介入を行うのは極度に不穏状態や重度の幻覚がある場合に限るべきであり、せん妄治療は非薬物的アプローチによる一次予防が受け入れられている。最も使用されている非薬物的アプローチは、ハーバード医科大学附属のAging Research Institute の Sharon K. Inouye 教授が1997年に開発したHELP（Hospital Elder Life Program）である。現在は全世界の200以上の医療機関でせん妄対策に用いられている。

　HELPの基本理念は、「患者さんのベッドサイドに十分にトレーニングを積んだボランティアを派遣し、ごく普通の世間話をし、要望を尋ねてお手伝いをすることでせん妄発症を防ぐ」というものである。2011年のピッツバーグ大学から発表された論文では2001年から2008年の期間でHELPを導入することでせん妄の発症率が41％から18％に減少した。さらに、せん妄を予防したことで1,340ドル／人の医療費を節約でき、2.15日／人の入院日数を短縮できたと示されている[2]。HELPの特徴の一つはプログラム運営がElder Life Specialistと呼ばれるコーディネーターと看護師に任されている。医師はプログラムの責任者として相談にのり、必要な援助を行うが、実質的な活動はコーディネーターと高齢者医療を専門にする看護師に任される[3]。

　現在の急性期一般病院の医療体制内でせん妄対応を現場の人員だけで賄うには限界があるのは明白である。せん妄対応のChoosing Wiselyを実践するにはHELPのようにボランティアや家族による追加の人員が必要不可欠であると考える。術後せん妄に限らず、せん妄のベストプラクティスを実現するには、地域で診るせん妄ケアの要請が高まっていると実感させられる体験であった。

1) Inouye SK, et al. Delirium in elder persons. Lancet 2014; 383 (9920): 911-922.
2) Rubin FH, et al. Sustainability and scalability of the hospital elder life program at a community hospital. J Am Geriatr Soc 2011; 59 (2): 359-365.
3) 本田美和子．入院中の高齢者のせん妄をボランティアの介入で防ぐHELP（Hospital Elder Life Program）を始めませんか？　週刊医学界新聞 2011；医学書院：2950.

本村 和久（沖縄県立中部病院　総合診療科部長）

　75歳アルツハイマー型認知症の男性のS状結腸切除術と聞くだけでめまいがしそうなケースだと思います。術後のせん妄の可能性が高く、上記のようなことが容易に予想されるからです。看護師が術前からせん妄を予想していたのはさすがです。患者ケアの改善のために、事前に多職種で薬物療法だけでないせん妄対策を検討してもよかったかもしれません。そうすることで医療者間の知識レベルが上がるだけでなく、患者ケアを向上させる可能性があります[1]。

　また、せん妄をいち早く察知することも重要です。せん妄のスクリーニングについては、急性発症と変動性の経過・注意散漫・支離滅裂な思考・意識レベルの変化の観察を主眼とするConfusion Assessment Method（CAM）が有名です[2]。さらに、認知症ケアのコミュニケーション法であるユマニチュード（Humanitude）は、言語・非言語によるメッセージを継続的に発し続けると同時に、ケアの対象者からのメッセージも同様に受け取る技術を含んでおり、せん妄ケアにも有効ではないかと思っています[3]。すぐにHELPなどのエビデンスレベルの高いケアを行うことは困難かもしれませんが、まずは眼の前の医療スタッフ間での情報共有を行うことが、せん妄対応のChoosing Wiselyの第一歩だと思います。

1) Sockalingam S, et al. Interprofessional education for delirium care: a systematic review. J Interprof Care 2014; 28 (4): 345-351.
2) Marcantonio ER, et al. 3D-CAM: derivation and validation of a 3-minute diagnostic interview for CAM-defined delirium: a cross-sectional diagnostic test study. Ann Intern Med 2014; 161 (8): 554-561.
3) 本田美和子．せん妄患者にもユマニチュードを：日経メディカルOnlineインタビュー：2015/5/12 [https://medical.nikkeibp.co.jp/inc/mem/pub/report/201505/541827.html].

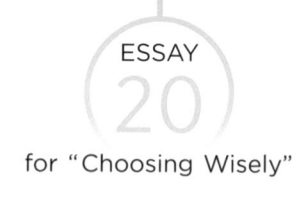

初めての患者さんを通して考えたこと

宮﨑　友希（大阪大学医学部医学科6年）

　このコラムを読んでいるあなたは、医学生だろうか？　あるいは初期研修医だろうか？

　初めて医者になろうと思った時のことを覚えているだろうか？　いつ頃だろうか、誰かの影響だろうか、どんな医者になりたいと思っただろうか？　テレビに出ているようなスーパードクター、赤ひげのような医者、あるいは身近な人を救ってくれた恩人だろうか？

　私が医者になろうと思ったのは、一度大学を出てからで、身内の病気がきっかけだった。慢性期で元に戻らない病気に対して、なんとかしたい想いで医学部の門を叩いた。入学してしばらく経ち、初めての患者さんと会う前、それまで座学ばかりだった自分は、ふと「どのような医者が良い医者か」と聞かれて、「いろいろなことを知っている医者」とあまり考えずに答えたことを覚えている。本当のところ「良い医療」や「良い医者」とは何だろうか？

　初めての患者さんを覚えているだろうか？　私が初めての患者さんを受け持ったのは、5年生の4月、病院実習が始まって間もない頃であった。その患者さんは、ある一般的でない治療を受けた後、その副作用のために入院されていた。私はというと、何もかも初めてで、少し手技や聴診器の使い方は練習したものの、自信をもってできることは多くはなかった。やれることはといえば、しきりに病室に足を運んで話を聞くことくらい。幸いにも、患者さんはいつも好きなことを聞いてくれるようにと言ってくださった。検査値を見る限り非常に重症としか思えないのだが、そのようなそぶりを見せずに、いつ訪れてもしゃんとしていた。話を聞きに行って、カルテ書きに悪戦苦闘して、また聞きに行く、はじめはその繰り返しだった。

　1週間もすると、次第に聞ける内容も増えてきて、ベッドサイドにいる時

間も延びていった。ある日、自分がベッドサイドに行くと、患者さんのほう
から、過去になぜ一般的でない治療を受けたのか、を語ってくれた。大元を
たどると、原疾患に対して標準治療を勧められた際に揉めたということであ
った。標準治療といえば、様々な過去のエビデンスに基づいた最良の医療だ。
自分もそれくらいは知っていたし、患者さんももちろん知っていた。それで
も揉めた理由は、小さなコミュニケーションの行き違いであった。元々治る
ような病気であったのに、なぜここまで悪化してしまったのか、という症例
をニュースで耳にするだろうが、まさにそれであった。副作用の治療は難渋
しており、最先端の医療をもってしても、どうにもなりそうもない症例が、
過去の些細なコミュニケーションの齟齬で引き起こされるなら、この患者さ
んに本当に必要なものは何だったのだろうか？　こういった出来事は、水面
下で当たり前のように起こっているのかもしれない。しかし、ナイーブな私
はやり場のない気持ちを抱えていた。

　「良い医療」や「良い医者」とは何か？　実際に、初めて患者さんと接して
様々なことを考えた。接する前は、標準治療は最良の医療で、様々なことを
知っている医者が良い医者だと思っていた。折に触れて考えるものの、本当
のところこれという正解はないのだろうと思う。それでも最大公約数的に言
えば、初めて医者になろうと思った時には「誰か」のためになりたい、と思
ったのではないだろうか？　だとすれば、今自分が行っている医療は本当に
「患者さん」のためになっているのか？　自分自身に問いかける。そうすれば
無駄なものに気づき、必要なものを浮かび上がらせてくれるのではないだろ
うか。Choosing Wisely は、医療者と患者さんの対話を手助けしてくれるは
ずだ。

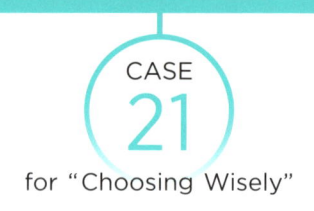

頭痛患者には必ず頭部CT撮影すべき?①

北村　昂己（関東労災病院　初期研修医）

体験事例：40歳代、女性、会社員、片頭痛の既往歴あり

　来院日の帰宅時に電車内で徐々に頭痛を自覚し、普段と似ている頭痛だが、嘔気を伴ったため、不安になり脳神経外科クリニックの外来を受診した。

　私が初期診療で診察した際、本人の様子はあまりsickではなく、バイタルに異常を認めなかった。また神経学的所見の異常も認めなかった。外傷のエピソードもなく、くも膜下出血（Subarachnoid hemorrhage：SAH）を疑うような突発・最悪・増悪などの特徴的な病歴もないことから、頭蓋内病変の精査は不要と考え頭部CTを撮影しなかった。その後、問診を進めると片頭痛以外の既往歴もなく、POUNDing[※] Criteria（偏頭痛の診断スコア）で5項目中5項目該当したため片頭痛疑いとして特に検査をせず、上級医にコンサルトした。

　すると、上級医である脳神経外科医は、頭痛の患者であるならば、頭部CTを撮影してから再度連絡するようにと研修医に指示を与えた。

[※]POUNDing：Pulsatile quality、duration 4-72 hOurs、Uniraleral location、Nausea/vomit、Disabling intensity（拍動性、持続時間、片側性、悪心嘔吐、日常生活に支障あり）

▼

モヤモヤを論点化

- 緊急性の高い二次性頭痛を積極的に疑わない患者に頭部CTの必要はあるのか？
- 病院経営上、頭部CTは診療報酬が高いので使用したいという思惑があるのか？

- 臨床所見が正常で、片頭痛の診断基準を満たし、二次性頭痛のレッドフラッグ（警告）所見のない患者に対して、神経画像検査や副鼻腔画像検査を指示しないこと

  団体 Choosing Wisely Canada (Canadian Headache Society)

  原文 ① Don't order neuroimaging or sinus imaging in patients who have a normal clinical examination, who meet diagnostic criteria for migraine, and have no "red flags" for a secondary headache disorder.

推奨の根拠となる文献を読み解く

- 急性でない頭痛に対する神経画像検査についての有用な推奨は現時点ではない。この研究は、急性ではない頭痛患者において、頭蓋内病変が見つかる頻度や、頭蓋内病変のある患者における臨床的変数などを調べている。対象患者は15歳以上で、急性ではない頭痛を主訴に脳神経クリニックを受診した人である。全員が、CT または MRI の検査を受けている

- 画像検査の結果は、"重要な異常所見"、"重要ではないが異常な所見"、"正常" に分けられた。"重要な異常所見" には、腫瘍・水頭症・血管奇形・キアリ奇形・巨大くも膜嚢胞・頭蓋内出血・急性脳梗塞が含まれる。対象となった患者は1,876名（男性633名、女性1,243名）で平均年齢は38歳（15〜98歳）であった。そのうち、画像検査で "重要な所見" に該当したのは、22名（1.2％）で、正常な神経学的所見であったが、画像で重要な頭蓋内病変を指摘されたのは0.9％であった。神経学的異常所見のみが、頭蓋内病変と高い相関があった

- 頭痛患者が、頭蓋内病変を伴っている率は、比較的低値であった。頭蓋内病変を示唆する病歴がなく神経学的所見に異常がなりれば、頭蓋内病変を除外してよいのではないか

Sempere AP, et al. Neuroimaging in the evaluation of patients with non-acute headache. Cephalalgia 2005; 25 (1): 30-35.

頭痛で外来を受診される患者の多くは一次性頭痛であり、何事もなく帰宅

されることが多いが、その中には二次性頭痛の患者が一定数いる。二次性頭痛の中でも、緊急性が高く、見落としてはならない疾患にSAH（くも膜下出血）があり、SAHを疑った場合には、おそらくすべての医師が、環境が整ってさえいれば頭部CTをオーダーすると思われる。

また、日本は2016年時点ではCTの人口当たりの設置台数はトップであり[2]、CTへのアクセスが非常に良い国ということは間違いない。そのため「よくわからないけど、とりあえず頭の中が心配だから頭部CTを撮っちゃえ」というように、スクリーニング程度の意識で頭部CTをオーダーする医師がいても不思議ではない。

以上のような理由から、頭痛の患者に対して頭部CTの実施率は、日本では比較的高いのではないかと考えられる。以下、Choosing Wiselyの「過剰な医療行為をEBMの観点から見直す」という考え方に基づき、本症例を題材にしながら頭痛に対する頭部CTの適応について考えてみたいと思う。

頭痛のレッドフラッグには、

①突然発症の頭痛
②今までに体験したことのない人生最悪の頭痛
③いつもと様子が異なる頭痛
④頻度と程度が増していく頭痛
⑤50歳以降に初発の頭痛
⑥神経脱落症状や視力障害を有する頭痛
⑦がんや免疫不全の病態を有する患者の頭痛
⑧精神症状を伴う患者の頭痛
⑨発熱、項部硬直、髄膜刺激徴候を有する頭痛
⑩Valsalva手技で増悪、体位で変化する頭痛

があり[3]、本症例ではいずれも該当する。またバイタルや神経学的所見にも異常はなく、緊急性は高くないと考えられる。

Choosing Wiselyの頭痛の項目における、「身体診察で異常所見がなく、片頭痛の診断基準を満たし、頭痛のレッドフラッグを満たさない患者には画像検査を行わない」という推奨に合致する。ゆえに本症例においては、Choosing

Wiselyの観点からは頭部CTは撮影するべきではないと考えられる。

しかし、レッドフラッグのうち「③いつもと異なる頭痛」については、多くの頭痛患者に比較的高頻度で当てはまり、普段より程度が強いという点でレッドフラッグに該当していると判断し、結果、SAHを鑑別疾患から除外することができず、頭部CTを撮影してしまうということがよくあった。この疑問に対しては以下のような報告がある。

非外傷性で神経学的な異常がなく、発症から1時間以内に頭痛のピークがあった患者を対象にした多施設合同の前向きコーホート研究があり、①収縮期血圧＞160mmhg、②救急車による搬送、③年齢45〜55歳、④項部硬直・頸部痛の訴えの4ついずれも満たさなかった場合、SAHは否定できるという結果が得られている（感度100％、特異度38.8％）[4)5)]。

SAHは病歴と身体診察のみでは、100％除外できない疾患と思われがちだが、このような論文を参考にしながら、ときに検査をしないという選択をとれることも医療者として大切な資質だと思う。

また、安易な頭部CTの選択は医療経済を考えるうえで推奨できない。頭部CTの撮影は1,000点の診療点数がつけられており[6)]、かなり高額な検査に該当する。病院経営上は、検査を実施したほうが収入が増えるということは非常によく理解できるが、大局的に考えれば医療費の増大につながり、国民の生活を圧迫しかねないということも念頭におくべきと考えられる。

今回の症例を通して、頭痛における頭部CTの適応について学んだ。緊急性の高い頭痛、特にSAHを想起する場合は迷わず頭部CTを実施してもよいが、病歴と身体診察でSAHの検査前確率が低いと判断した場合は、頭部CTをオーダーするのではなく、「現時点で否定はできないが、緊急性の高い頭痛の疑いは低いと考えられる」ということを患者へ丁寧に説明するという選択が取れると、プロフェッショナルとしての医療従事者の責務を果たせるのではないだろうか。

1) 金城光代ほか. ジェネラリストのための内科外来マニュアル第2版：医学書院；2017. p.105.
2) "Medical Technology". OECD Statistics [https://stats.oecd.org/] （参照2018/10/31）
3) 金城光代ほか. ジェネラリストのための内科外来マニュアル第2版：医学書院；2017. p.107.
4) 坂本壮. 救急外来ただいま診断中！：中外医学社；2015. p.165.
5) Perry JJ, et al. High risk clinical characteristics for subarachnoid haemorrhage in patients with acute headache: prospective cohort study. BMJ 2010; 341: c5204.

6）医学通信社．診療点数早見表2018年4月版（第2章：得掲診療料，第4部：画像診断，第3節：
コンピューター断層撮影診断料．E200コンピューター断層撮影（CT撮影）．

隈丸 加奈子（順天堂大学　放射線診断学講座准教授）

　脳神経外科は特に多忙な診療科ですので、重篤な疾患が一目で除外できる画像検査をコンサルト前に好む人は珍しくありません。特に初期研修医に対しては、「重篤な疾患の所見や症状を絶対に見逃していないはずだ」という確信を持って報告を受け入れるのも難しいかもしれません。また、経験豊富な医師ほど、平凡な頭痛患者の頭部CT・MRI検査で、思わぬ病気を見つけた経験があり、検査施行閾値が下がってしまうこともあります。

　病院収入の大きさが給料に直結する医師の場合は、経済的インセンティブも働くことがありえます（が、勤務医の多くは「このCTを撮ったら〇千円儲かる…」と考えて現場で行動することは少ないでしょう。機器の稼働率を上げろというプレッシャーはあるかもしれません）。

　たとえば「〇〇基準に当てはめて、症状・神経学的所見からは片頭痛を強く疑いました。緊急性を示唆するレッドフラッグ徴候は認められず、比較的若年のため不必要な被ばくも避けたいと思い、頭部CT検査は施行しておりません。症状増悪や新規症状の出現があれば画像検査の適応があると考えますが、いかがでしょうか？」と、自分が検査を回避した科学的根拠を伝え、上級医の検査適応・検査閾値の考え方（なぜこの患者さんに頭部CT検査が必要だと思うのか）を聞き、診療フローに関して一つひとつ議論していくことが、明日から実行可能な第一歩といえるかもしれません。

for "Choosing Wisely"

臨床推論の勉強会を通して考えたこと

稲葉 哲士（京都府立医科大学医学部医学科6年）

　Choosing Wiselyと臨床推論が切っても切れない関係にあるのは、言うまでもないことである。診断をつけることにこだわり過ぎるあまり不必要な検査を乱発してはいけないし、一方で、本当は必要な検査を行わなかったために診断を誤り、患者さんのアウトカムに悪影響が及ぶこともあってはならない。こういった事態を避けるための前提となるのが、問診・身体診察をベースとした十分な臨床推論能力であると思う。しかし残念ながら、日本の医学部のカリキュラムではそれらを学ぶ機会が不足していることも多く、もどかしく感じている学生も少なくない。そういった学生は往々にして勉強会に参加したり、開催したりするものであり、かくいう私もその一人である。

　では、Choosing Wiselyはそういった学生にどれほど浸透しているのだろうか。私が主催している学内の診断学勉強会で、「Choosing Wiselyを知っていますか？」という簡単なアンケートを参加学生にとってみた。19人が回答してくれたうち「内容についても知っている」が1名、「名前を聞いたことがある程度」が5名、「知らない」が13名であった。学内での広報を怠った自身の責任を感じつつも、この結果には少なからず驚いた。多少の差こそあれ、診断学や総合診療に興味をもって集まっている、いわゆる"意識の高い"学生であってもこうなのだから、学生全体での知名度は推して知るべしだろう。Choosing Wiselyの活動が本当に意味のあるものになるためには、一部の医師・学生のみが知るだけではなく、すべての医療者や、ひいては患者さんにまで共有・実践されなければならないと思う。

　だが実際、勉強会において臨床推論が扱われる機会は多いが、Choosing Wiselyが扱われる機会はさほど多くないのではなかろうか。この理由は、前者ではゴールが「最終診断」とわかりやすい形で提示されるのに対し、後者

ではあくまで「医者と患者の対話を促進すること」であり、単一の答えがなく机上で扱うことが難しいからだと思う。加えて、あくまで一学生の私見ではあるが、Choosing Wiselyは誤解も多く、適切に教えられる医師も不足しているからだと推察している。そういった中で臨床推論を中心とした勉強会に固執しすぎると、マニアックな疾患当てクイズになったり、あるいはChoosing Wiselyに言及してもその本質を見失い、医療費削減など定量化しやすいアウトカムにばかり着目するようになるという弊害も考えられる。

　一方で、Choosing Wiselyの要が対話にあるからといって、そればかりに注目するのもいけない。Choosing Wiselyを適切に実践するには、臨床推論能力はもちろん、推奨リストのエビデンスを吟味するEBMの知見など、要求される能力が少なくなく、なかなか難しいと個人的に感じている。私のお気に入りの言葉で、尊敬するとある医師からきいた「親切なヤブ医者になるな」というものがある。私はこの印象的な言葉をなるべく心掛けて医学を学ぶようにしているのだが、基盤となる能力の醸成が疎かなまま対話に拘泥するようなことがあれば、それこそ「親切なヤブ医者」ではないだろうか。

　すなわち、臨床推論能力とChoosing Wiselyは車の両輪であり、そのバランスが肝要である。勉強会では、稀な疾患に関する知識も大事だが、まずは頻度の高い疾患について患者との対話を軸に適切に対応できることを前提にすべきであると思う。ただ、そういったことまで考える会を開催するのは上記の理由からも容易ではなく、私自身困っている。Choosing Wiselyについて教えられる医師と、それを学び広めたい学生同士が、より簡単に繋がれる場が必要であろう。そして究極的には、自主的に勉強会に参加しなくとも、こういった両輪が身につくような大学での教育環境を整えていくことが求められている。

Choosing Wiselyの対話においても、標準医療としての「リスト」を無視しては「親切なヤブ医者」になってしまいます。診断推論の教育でも検査前確率を度外視してショットガン的に数多くの検査を行って迷路にはまり込むことの愚に警鐘を鳴らしています（小泉）。

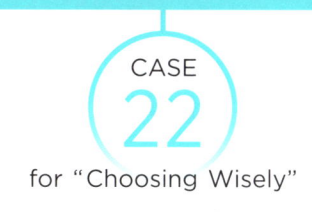

頭痛患者には必ず頭部CT撮影すべき？②

白髭 知之（長崎大学病院　初期研修医）

体験事例：30歳代、女性、会社員、既往歴に特記事項なし

　数年来、1日に何回かの頭痛に悩まされていた。来院日は特に仕事が忙しく、頭痛の回数も多かった。仕事が終わった後、救急外来を徒歩にて受診。病歴と身体診察から片頭痛が最も考えられたが、患者本人から「安心するためにCTを撮ってほしい」と希望があり、CT撮影が実施された。

　医学生である筆者が、都内のある有名病院の救急科を見学したときに出会った症例である。明らかな片頭痛で、二次性頭痛の警告症状（レッドフラッグ）も認めない患者に対し、患者の希望に応じる形でCT撮影を施行された。

（患者が帰った後の筆者と研修医の会話）

筆者：あの患者さんは、CT撮影まで必要だったんですか？

研修医：明らかに片頭痛だったから必要はなかったよ。でも患者さんがCT撮ってほしいって言っていたからね

▼

モヤモヤを論点化

● 明らかな片頭痛の患者に対して、CT撮影は本当に必要だったのか？

● 医師自身も必要性を感じていない検査を患者の希望があるからといって実施していいのか？

当てはまる推奨はコレ

● 臨床所見が正常で、片頭痛の診断基準を満たし、二次性頭痛のレッドフラ

ッグ（警告）所見のない患者に対して、神経画像検査や副鼻腔画像検査を指示しないこと

団体 Choosing Wisely Canada (Canadian Headache Society)
原文 ①Don't order neuroimaging or sinus imaging in patients who have a normal clinical examination, who meet diagnostic criteria for migraine, and have no "red flags" for a secondary headache disorder.

● 単純な頭痛に対して画像検査を行ってはならない

団体 American College of Radiology
原文 ①Don't do imaging for uncomplicated headache.

推奨の根拠となる文献を読み解く

● 救急外来では、医師と患者が初対面のことも多く、また重篤な疾患を見逃す恐れからも、不必要な検査が実施されることが多い

Loder E, et al. Choosing wisely in headache medicine: the American Headache Society's list of five things physicians and patients should question. Headache 2013; 53: 1651-1659.

● しかし、診断のための検査を行う際には患者へのベネフィットとリスクが天秤に掛けられるべきである。頭痛に対してCT撮影を行うときは（特に若年者に対しては）放射線被曝による発がんリスクは無視できないものである

Brenner DJ, et al. Computed tomography – an increasing source of radiation exposure. N Engl J Med 2007; 357: 2277-2284.

● 多くのエビデンスに基づくガイドラインによると、片頭痛があることで、頭蓋内病変が存在する可能性が高いということはない。しかしながら脳腫瘍を含めた重症患者を見逃すわけにはいかない。

一次性頭痛と二次性頭痛の鑑別は容易ではないが、CTなどの画像検査のオーダーは、病歴や身体診察による明確な診断の下に行う必要がある

Frishberg B. The utility of neuroimaging in the evaluation of headache in patients with normal neurologic examinations. Neurology 1994; 44: 1191-1197.

● 適切な診察、そして適切なCT撮影が行われることで、医療費だけでなく、被曝などによる健康へのリスクも減らすことができるとされている

Mahesh M, et al. The Choosing Wisely cam- paign and its potential impact on diagnostic radiation burden. J Am Coll Radiol 2013; 10: 65-66.

今回、私は都内の有名病院の救急科を見学した際に、明らかな片頭痛の患者に対してCTが施行された一例を経験した。

上述の推奨では、診察上明らかな片頭痛に対してのCT撮影は行わないことが明記されている。CT撮影を行わないことで医療費、そして患者アウトカムにもベネフィットがあるとされているからだ。

もちろん、今回の症例では患者本人からCT撮影の希望があったこと、さらには都心の有名病院であり、受診者も富裕層が多く、患者の希望を優先しがちな環境であったという事情も鑑みるべきかもしれない。患者の満足度を高めるということも診療を行っていくうえで無視できない要素であるからだ。

日本ではCTは比較的簡単に施行されがちであるが、被曝による侵襲を無視することはできない。また医療費の問題についても無視できない。CTの撮影は、医師個人、患者個人にとっては些細なことで、撮影によって安心感・満足感を得られるかもしれない。しかし、日本全国の各施設でこのように安易にCTが取られているとしたらどうであろうか。

目の前の患者に満足してもらうということは医療者にとって非常に重要なことである。だが同時に患者の健康が大事であり、患者の健康を守り続けるためには医療のシステム自体が健全に機能し続ける必要がある。医療者は、日本の医療全体が持続可能に発展し続けることにも注意を払うことも大切だと考える。

忙しい日常診療の中で、患者に対してCTなどの画像検査が必要ない場合には実施しないほうが良いということを説明するのは非常に骨が折れる作業であると思う。しかし、その労力を割いてでも「不要な検査は不要である」、ということを患者に説くことが患者のためになり、日本のそして世界の医療全体を良くしていくことにつながっていくと思う。

隈丸 加奈子（順天堂大学　放射線診断学講座准教授）

　「患者がCT検査を求める」という声は、頻繁に医療者から聞かれます。しかしこの意見は正しくもあり、間違ってもいるのです。たしかに患者は「CT検査をしてくれ」と言うことがありますが、これを言葉通りに捉えていいのでしょうか？

　ほとんどの患者は「検査を受けること」自体は望んではいません（時間もかかるしお金もかかる）。本当に望んでいるのは、「腕のいい医療提供者による、効果的な医療」です。情報を持たない患者ほど、「より多くの画像検査を受ければより、健康になれる」と勘違いしているのです。この勘違いをそのまま受け入れるのはプロフェッショナルではないでしょう。「あなたにとって、お金と時間をかけて、そして被曝してCT検査を受けても、そのことであなたが今より健康になれる可能性は、きわめて低いと思います」と、患者の勘違いを正すことが、患者にとっても有益となるのです。

　もちろん、検査をしないと不安で夜も眠れず、体調を崩してしまう人もいるので、患者によって臨機応変に対応する必要はあるかもしれません。時間をかけて患者に説明する作業は確かに大変なので、たとえば平成30年度から開始された「小児抗菌薬適正使用支援加算（急性上気道感染症または急性下痢症の小児で、抗菌薬投与の必要性がないものに対して、抗菌薬の使用が必要でない説明を行った場合に算定）」のような診療報酬によるインセンティブが付けば、臨床現場が変わる原動力になるかもしれません。

for "Choosing Wisely"

ボランティア活動を通して考えた「患者との対話」

住吉 紗代子（富山大学医学部医学科3年）

　私がChoosing Wiselyを知ったのは最近のことである。本稿を執筆させていただくにあたり、Choosing Wiselyとは何かを改めて確認したところ、「医療者と患者が対話を通じて、科学的な裏付け（エビデンス）があり、すでに行われた医療と重ならず、害が少なく、患者にとって真に必要な医療（検査、治療、処置）の賢明な選択をめざす国際的なキャンペーン活動」とのことであった。そこで今回は「患者との対話」について考えてみたい。

ボランティア活動の経験

　私はがんのホスピスケアを専門的に行っている病院でボランティア活動に携わった経験がある。この病院では緩和ケア病棟に入院している患者さんとそのご家族のために、飲み物やお菓子を提供するカフェ、映画会、朗読会、セラピードッグと触れ合う会など多彩な活動を行っており、これらの活動はすべてボランティアに一任されていた。つまりボランティアは病院の外から来たお客さんではなく、患者さんに癒しと安らぎを与える役割を持つ医療チームの一員として位置づけられていた。

　医療チームの一員であるがゆえに、ボランティアは患者さんと密なコミュニケーションを取ることが求められた。当初、私は終末期の患者さんに対してどのように接するべきかがわからなかった。「不自然に前向きな言葉や元気づける言葉をかけるのは相応しくないだろう」、「病気のことに触れるのはタブーだろう」などと考えてしまうことや、初めてお会いした時には会話ができていた患者さんが、次にお会いした時には容体が悪化し別人のようになっている様子にショックを受け、「ゆくゆくはすべての患者さんがこのような姿になってしまうのか」という思いが脳裏から離れず上手くコミュニケーショ

ンが取れないことなどがあった。しばらく悩んでしまったが、そのような状況から脱するべくボランティアリーダーの方に相談したところ、以下の言葉をいただいた。

「患者さんを病人と意識することはやめなさい。病気になる前は今の私たちと全く同じように、元気に毎日を過ごしていた方たちなのだから。余計なことを考えずあくまで一人の人間として接しなさい」

そこでこの言葉をもとに、患者さんを一人の人間として見つめ、自然体で接することを心掛け始めた。すると、徐々に患者さんの方から病気になる前に行っていた仕事や趣味といった内容から、病気や治療で辛かったことまで多岐にわたる内容を私にお話ししてくださるようになった。また、患者さんの方から私に学生なのか、何を勉強しているのかなどという質問をしてくださることもあった。さらには患者さん、ご家族ともにお礼を言ってくださることも増えた。体調の良くない患者さん、心身ともに疲れていらっしゃるはずのご家族から感謝の言葉をいただくのは申し訳ないと思いながらも、とても嬉しかったことを覚えている。

最後に

今回この経験を振り返ってみて、感じたことがある。それは患者さんを一人の人間として見つめ、正面から向き合うことで、初めてお互いを理解するための「対話」が可能になるのではないかということである。患者さんをただ一人の病人と見なし、コミュニケーションを取るだけでは信頼関係がなくても可能な「会話」に留まってしまうのではないか。

偉そうに述べてしまったが、私の経験はボランティアとしてであり、医師としてではない。もちろん、医師として患者さんと対話を行う際にも上に述べたことは重要な事項だと思う。ただし、まだ低学年である私にとって、上記の事項の他に何を心掛けるべきかをイメージすることは難しい。医師としてどのように患者さんと対話すべきか、今後のChoosing Wisely Japan Student Committeeの活動を通して学んでいきたいと強く思っている。

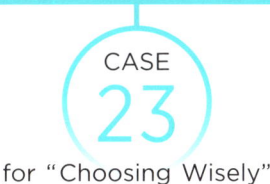

CASE

23

for "Choosing Wisely"

細気管支炎に対する"気管支拡張薬"、実際どうなのか？

野﨑 周平（総合病院 旭中央病院　初期研修医）

体験事例：0歳8ヵ月、男児

　数日前からの発熱、咳嗽・鼻汁を主訴に母に連れられ来院。

　救急外来での診察でwheezeを聴取し、高度の呼吸窮迫を認められ、迅速検査でRSウイルス陽性であったため、RSウイルス細気管支炎と診断された。水分摂取困難であるうえ、今後さらに呼吸状態の悪化が予想されたため入院管理の方針となった。

　担当になった私は、病棟で上級医と今後の治療について話し合った。上級医からは十分な補液・気管支拡張薬としてSABA（short-acting β-agonists）吸入のオーダーを入れるよう指示があった（あれ、確か学生時代の実習で読まされ…、いや読んだ論文に細気管支炎に気管支拡張薬やステロイドは効果がないと記載があったような…）。ふと疑問に思って調べてみたところ、やはりどの文献にも"細気管支炎に気管支拡張薬は効果が薄く、使用は推奨されない"と書かれていた…。

▼

モヤモヤを論点化

● 細気菅支炎に気管支拡張薬、効果がないというエビデンスがあるのに実臨床で使用されている理由は？

当てはまる推奨はコレ

● 細気管支炎の小児に対して、ルーチンに気管支拡張薬を使用しないこと

　団体　Society of Hospital Medicine – Pediatric Hospital Medicine
　原文　②Don't routinely use bronchodilators in children with bronchiolitis.

推奨の根拠となる文献を読み解く

● 細気管支炎の小児において、気管支拡張薬は酸素化を改善せず、外来患者の入院のリスクを減少させない。また、入院患者の入院期間や外来患者の自宅での罹病期間を減少させない。

American Academy of Pediatrics. Diagnosis and Management of Bronchiolitis, Subcommittee on Diagnosis and Management of Bronchiolitis. Diagnosis and management of bronchiolitis. Pediatrics 2006; 118 (4): 1774-93.

● 限られた症例では臨床症状を改善する可能性があるためオプションとしてモニタリングを行いながら α 作動薬、β 作動薬を投与してみてもよい。ただし、SpO_2 や wheeze など、客観的指標が改善しない場合は速やかに中止すべきである。臨床症状が改善するのは4人に1人程度であり、また長期的な予後には関係しない。こういったことを踏まえ、副作用やコスト、モニター管理の手間を考慮し適応を選択すべきである。

Gadomski AM, et al. Bronchodilators for bronchiolitis. Cochrane Database Syst Rev. 2010; (12): CD001266.

私はこう考える

　医師国家試験に合格し、研修医として第一歩を踏み出したのだが、最初の数ヵ月は不慣れな環境、使いこなせない電子カルテ、ろくに病歴・身体診察もとれない自らの未熟さ…。様々な壁にぶち当たり、学生時代は呪文のように唱えていた"エビデンス"を気にする余裕すらなかったのを記憶している。研修開始から数ヵ月経ち、ようやく周囲が見えてきた頃に初めて臨床の場で遭遇したのがこの"エビデンスがないとされているのに細気管支炎に対して気管支拡張薬が使用されているのはなぜか"という Clinical Question であった。

　細気管支炎は RS ウイルスやヒトメタニューモウイルスなどによって引き起こされる下気道の感染症である。本症の病態は、ウイルス感染で生じる炎症による気道粘膜の浮腫や気道上皮細胞の壊死、脱落に伴う細気管支の狭窄・閉塞であり、気管支平滑筋の攣縮の関与は少ないと言われている。そのため、β_2 刺激薬による気管支平滑筋の弛緩を期待しての気管支拡張薬投与は病態を考えても効果が少ないことが理解できる。実際、多くの論文で細気管支炎に

対する気管支拡張薬の効果は少なく、むしろ副作用や余計なコストがかかることが証明されている。

　病態としても、複数の研究でも気管支拡張薬の効果は否定されているのにもかかわらず、なぜ実臨床では細気管支炎に対して気管支拡張薬が使用されているのだろうか？　実臨床の場に立ってみるとその理由をよく理解することができた。

　この細気管支炎というのは1歳以下の小児に好発するのだが、喘息発作との鑑別が困難であることが経験される。両者とも呼吸窮迫が起こり、聴診でwheezeを聴取するため臨床症状がよく似通っている。また、上気道炎がトリガーとなって喘息発作が引き起こされることもあるため、発熱や炎症所見でも鑑別することは難しい。たとえ迅速検査でRSVが陽性となっていても、1歳前後の小児では呼吸窮迫症状が細気管支炎により起こっているのか、"RSV感染症に惹起された喘息発作"なのか、判断が困難な場合がしばしば見受けられるのである。こういった両者の判断が難しい症例こそ、"気管支拡張薬の効果がある限られた症例"にあたるのであり、気管支拡張薬の使用も推奨でいうところの"ルーチン"ではない"賢い選択"といえるのではないだろうか。

先輩医師はこう考える

郷間　厳（堺市立総合医療センター　呼吸器疾患センター長）

　乳児の気道内径は年長児に比しても狭く、また肺弾性収縮力が弱い。また側副換気が少ないために低酸素血症も来たしやすく、重篤感の進行が速い。この症例でも呼吸困難の様子をみて少しでも楽にしてあげたいと研修医は思ったのではないかと窺えます。

　おそらく指導医も同じように心配なのです。RSV感染による喘息発作の惹起の可能性が少しでもあるなら、たとえ効かなくてもそれほど副作用がなければ、あるいは少しでも気管支が拡張してくれたら喘息ではなくても楽にできるのではないかと、言葉は悪いかもしれませんが「念のため」「駄目で元々」で吸入をするよう指導している可能性が考えられます。拡張薬のエビデンスがないことは、考察していただいている通りで

す。

　ただ、できればルーチンの意味を指導医に確かめてもらいたいと思います。乳児期の喘息の診断は、呼気性の喘鳴があっても単回の急性喘鳴だけではなされません。反復性喘鳴が生じた場合（日本アレルギー学会「喘息予防・管理ガイドライン2018」では、5歳以下で24時間以上続く呼気性喘鳴が3エピソード以上繰り返した場合）で、吸入β_2刺激薬で改善がみられる時に乳幼児喘息と診断します。頻度的には、初めての喘息発作がたまたまRSV感染症で誘発される可能性はあまり高くないと考えます。IgE関連喘息であれば、両親の少なくともどちらかが喘息の確実な診断があることや、患児のアトピー性皮膚炎の既往などが乳幼児喘息を疑う時に有用な所見とされます。

　今回以外に呼気性喘鳴がなかったか、気道感染と関係なさそうな喘鳴に親が気づいていないか、など病歴も詳細に取り直しながら、それでもあえて気管支拡張薬を試みるのか、試みるにしても、有効性の判断を聴診などで頑張って行い、改善があると判断した場合において、ようやくルーチンではない吸入気管支拡張薬の使用を続行する価値があるとアセスメントできるのではないかと思います。ルーチン使用ではなく、病態変化を評価することが必要ではないかと指導医に伝えてみるのもアプローチの一つではないでしょうか。

ESSAY

23

for "Choosing Wisely"

対話を通した学びの教育

佐々木 周（総合病院 南生協病院　初期研修医）

これは、Choosing Wiselyキャンペーンにおける最も重要な要素である。ウェブサイト上には、"Promoting conversations between patients and clinicians"（患者-医師間の対話を促進する）と大きく掲げられている。ご存知のようにChoosing Wiselyキャンペーンのミッションは、「患者-医師間の対話を促進することで、エビデンスに基づく本当に必要な検査や治療を選択すること」にある。このミッションの実現のために「対話」が重要視されているのである。取り組みの一例として、"Patient-Friendly Materials"という資料が作成されており、患者さんが検査や治療に関して、医師に質問をする障壁を下げようとしている。患者さんと医師が、対話を通して、協力的な意思決定によって最適な医療を選択することを目指しているのである。

さて、前置きが長くなったが、ここでは「教育」という観点からChoosing Wiselyを考えることをテーマとしたい。ここで紹介したいのは"Dialogic Teaching"というロビン・アレキサンダー氏によって提唱され研究されている教育手法である[1]。Dialogic Teachingは対話を促進することによって学習効果を最大化させ、クラス内での対話を促進し、生徒の授業への「参加（Engagement）」、「学び（Learning）」、「及び学習到達度（Attainment）」を向上させようとする。また、他の教育法と異なる点として、一つの（理想として追い求めるべきゴールとしての）最良の教育法が存在するという立場を取っていない点も特徴の一つである。Dialogic Teachingにおいては、読んで字のごとく対話が教育における最も重要な要素であると捉えられており、生徒やクラスに応じたより良い教育を提供することが目指されていると考えられる。

タイムリーなことに、2014年から2017年に行われた約5,000名の英国の小学生を対象にしたランダム化比較試験の結果が出た[1]。この結果によれば、

Dialogic Teachingによる介入を20週間行ったところ、非介入群に比べて介入群では、English（国語）とScienceにおいて同期間内に2ヵ月分の付加的な向上があった。教育分野において、このような大規模な研究によって学習上のアウトカムが定量化され、教育手法の有効性を科学的に証明した研究は非常に特筆すべきものであると言わざるを得ない。有名なアクティブ・ラーニングの"Learning Pyramid"において示されている数値には科学的なエビデンスが存在しないことも考え合わせると、このプロジェクト（Dialogic Teaching Project）が与える影響の大きさは想像に難くない。この研究の実施機関であるCPRT（Cambridge Primary Review Trust）の本研究に関する報告の中にこんな一節があった。

"Talk remains far from achieving its true potential"
（会話の持つ潜在能力が発揮されているというには程遠い）

　対話を通した学びの教育における有効性が示され、Dialogic Teachingが日本の教育界に大きな影響を与える日も近いのではないだろうか。

　Choosing Wiselyキャンペーンのミッションと Dialogic Teachingについて紹介したが、いかがであっただろうか。両者の最も根源的な共通点は「対話」である。対話を通して主体的な関わり合いが生まれる。人と人との関係から、人は助け合い、学ぶことができる。これはテクノロジーが高度に発展し、人間関係にすら大きな変革を起こしている現代において、「人と人とのつながりとは何か」を再考する良い材料ではないだろうか。超高齢社会を迎えている日本が変化に淘汰されず、力強くあり続けるためには、人と人との助け合い、つまり共助が最も重要になってくると考えている。それを生み出すのは対話であり、双方向の心の開かれたコミュニケーションである。

　医療と教育という二つの異なる分野で、対話を重視した世界を巻き込むキャンペーンないし研究が近年台頭していることは決して偶然ではないだろう。

1) Robin Alexander. Developing dialogic teaching: genesis, process, trial. Research Papers in Education 2018; 33 (5): 561-598.

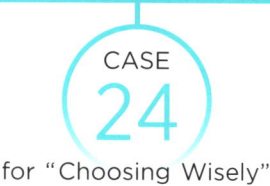

CASE
24

for "Choosing Wisely"

若年者の軽度の頭痛に対して CT撮影すべき?

渡辺 真子〔草津総合病院　初期研修医〕

体験事例：10歳代半ば、女性、過換気症候群

　当直中に搬送されてきた症例である。最近眠れておらず、数日前からめまいもあったとのこと。受診30分ほど前に頭痛に対し、ロキソニンを内服。夕食を食べていたところ過換気症状が出現し、あわてて受診したとのことであった。

　アレルギー歴はなし。来院後もバイタルは正常範囲内であり、頻呼吸が続いたが、バイタルは正常範囲内であった。私は緊急性が低いと判断し、ゆっくり呼吸するよう指示し、経過観察を行っているうちに症状は軽快。そろそろ帰宅できるかと考えていたところ、患者から「頭がまだ痛い。右耳が痛くて聞こえにくいような気もする」との訴えあり。それを聞いた上級医はすぐに、「わかりました。では頭のCTを撮りましょう」と指示。私は内心「そこまで必要あるのかな…?」と考えたが、患者の前で上級医に異議を申し立てることもできず、言われるがまま電子カルテでCTをオーダーした。

▼

モヤモヤを論点化

- 軽度の頭痛に対してCTを撮る必要性がどこまであるのか？
- 小児や若年者に対して被曝を伴う検査を行うことに抵抗がある？

当てはまる推奨はコレ

- 単純な頭痛に対して画像検査を行わないこと

　団体 American College of Radiology

原文　①Don't do imaging for uncomplicated headache.

- 小児の重篤でない頭部外傷患者に対して慣例的にCT撮影を行わないこと

  団体　American Association of Neurological Surgeons
  原文　③Don't routinely obtain CT scanning of children with mild head injuries.

推奨の根拠となる文献を読み解く

- 特に器質的疾患を疑うようなリスク因子のない頭痛患者に画像検査を行っても、治療方針が変更となったり、より良い転帰に結び付く可能性は低い

- 緊急に加療が必要とされるような器質的疾患の可能性が高い患者の場合は、臨床的なスクリーニング検査によって見つかることが多い。これは多くの研究やガイドラインによって裏付けられている。また偶然疾患を発見したとしても、患者の健康に寄与するとはいえない医療措置や費用をもたらしてしまう

  日本学術会議 臨床医学委員会 放射線・臨床検査分科会、提言『CT検査による医療被曝の低減に関する提言』（2017年8月3日）。

- 軽度の外傷性脳損傷は、外傷によって神経機能が一時的に失われることで生じる。具体的には頭部への鈍的な打撃または加減速傷が挙げられる。より重症でCTスキャンを使用したほうが良いような障害に対してはいくつかの予測因子がある

- たとえば、2歳未満の患者では、①精神状態の持続的変化、②前頭部以外の頭皮血腫、③5秒以上の意識喪失、④受傷機転が重度であること、⑤触診可能な頭蓋骨の骨折、⑥親の指示に対して正常な動作ができないことなどが挙げられる。2歳以上の患者では、①異常な精神状態の長期化、②意識消失、③嘔吐の病歴、④受傷機転が重度であること、⑤頭蓋底骨折を疑う臨床徴候または⑥重度の頭痛も、重症な障害を示唆するため、CT撮影が推奨される

  Kuppermann N et al. Identification of children at very low risk of clinically-important brain injuries after head trauma: a prospective cohort study. Lancet. 2009; 374 (9696): 1160-70.

　救急科のローテート中や当直帯では、重症から軽症まで様々な患者を目にする。その中でも頭痛の患者は特に多いし、「くも膜下出血を見逃してはいけない」というフレーズが学生の時から叩き込まれている。そのため、頭痛の患者に対して「とりあえずCT」という機会をよく経験する。しかし、明らかに症状を伴っているものは別として、「撮るかどうか迷ったけど、CTを撮影して本当に良かった！」という機会は少ない。あったとしても、病歴や身体所見などから、「この症例はなんだかあやしいな…」と不穏な雰囲気を感じていたものがほとんどである。

　話は変わるが、私自身が患者として副鼻腔炎で頭部CT検査を受けた際に感じたのは、「CT検査って高い…」という驚きであった。ましてや夜間であればさらに費用は嵩む。患者への負担という側面もあるが、保険医療を行っている以上、過剰な画像検査は医療費高騰の要因にもなる。

　自分で頭部CTを受けた際にもう一つ気になったのは被曝の件である。というのも、学生時代に放射線科の教授が熱を込めて、いかに日本の画像検査が他国と比べて多いか、また小児や若年者に対しての被曝の影響がどのようなものかについて語っていたのが印象深く残っていたからである。教授の話では、15歳未満の頭部CTスキャン2〜3回の累積線量で脳腫瘍リスクが約3倍、5〜10回の累積線量で白血病リスクが約3倍となるということであった[1]。といっても脳腫瘍も白血病も稀な疾患であり、絶対的なリスクは少なく、近年は機械が新しくなって線量も減っているし、CTが診断に有用であることには変わりはないという話であった。しかし避けられるのであればやはり被曝は避けたい。小児や若年者であればなおさら。

　「とりあえずCT」の発想の背景には、「重篤な疾患を見逃してはいけない」「問診や診察よりも検査所見を重要視する傾向」、市中病院であれば「病院の売り上げのため」といったような様々な要因があるように思う。もちろんCT検査が臨床的に有用なのは疑う余地もないが、思考停止に陥らず、本当にその症例に検査が必要なのか？　患者に対する被曝や費用のマイナス面を上回る臨床的効果が期待できるのか？　と常に問い続ける姿勢が大切であるように思う。これは頭痛に対するCT撮影の有無にとどまらない。その一助として、Choosing Wiselyの推奨やガイドラインなどをうまく活用することが有

用となるのではないだろうか。

1) Pearce MS, et al. Radiation exposure from CT scans in childhood and subsequent risk of leukaemia and brain tumours: a retrospective cohort study. Lancet 2012; 380 (9840): 499-505.

先輩医師はこう考える

隈丸　加奈子（順天堂大学　放射線診断学講座准教授）

　リスクとベネフィットを天秤にかけて画像検査の必要性を判断することは、実は容易なことではありません。

　理由の一つは、低線量放射線被曝のリスクに関して結論が出ていない点にあります。天秤に乗せて傾きを判断するためには、乗せるモノは定量できなければなりません。「○mSvの被曝で白血病のリスクが△％上昇する」という明確なエビデンスがあれば判断しやすいですが、現時点で判明しているのは「100mSv以下の低線量被曝でも発がんリスクが上昇する可能性が否定されていない」ということだけです。

　加えて、検査においては、いかなる患者であっても「重篤な疾患が見つかる可能性は決して0にならない」という点も、リスク・ベネフィットのバランス判断を難しくしている一因です。右側の天秤は「くも膜下出血の確率が0.05％」、左側の天秤は「5mSvの放射線被曝、総額約1万5千円の医療費（3割負担で約5千円の自己負担）」、この天秤はどちらに傾くでしょうか。

　問いに対する画一的な答えはなく、個々の症例で臨機応変に対応すべきです。大事なことは本文の著者も書いている通り、「思考停止に陥らず、常に問い続ける姿勢」だと思います。そして、Choosing Wiselyキャンペーンでも推進している通り、リスクとベネフィットを常に考える姿勢を患者と共有し、一緒に医療を選び取っていく「共同意思決定（Shared Decision Making：SDM）」が、効果的・効率的な診療へのつながるのだと信じています。

for "Choosing Wisely"

法曹経験者として考えたこと

三橋 昌平（島根大学医学部医学科4年）

　私は弁護士としての職務を経て、現在は医学生として学んでいる者であるが、かかる経験を経た私からChoosing Wiselyがどのように見えるかについて、現時点での私見を簡単に述べたいと思う。

　そもそも、私としては、Choosing Wiselyとは、やらないという選択肢も含め、エビデンスに基づいた医療を患者と医療者の対話を通じて実践するものであると認識している。ところで、一般的に医療訴訟等においては、①注意義務違反によって基礎づけられる医療者の過失、②患者側の損害の発生、③過失と損害との間の因果関係といった各要件が充足されることで、医療者の損害賠償責任が裁判上認められることとなる。Choosing Wiselyは、上記の要件のうち、特に①の注意義務違反との関係が深いように感じている。

　なぜなら、医療訴訟における注意義務違反は、ある医療行為をすべきであったにもかかわらずそれを怠ったことが問題となることが多く、こうした点が、エビデンスに基づいて、ある医療行為を行わない選択肢をとるにあたって心理的な抵抗となりうるからである。しかし、逆にいえば、医療者が注意義務を履行している限り、患者に何がしかの損害が発生したことのみをもって損害賠償責任を負うことはないともいえる。ここで、医師の注意義務の基準とは、「診療当時のいわゆる臨床医学の実践における医療水準」であると昭和57年3月30日の最高裁判所の判例で示されている。実際の訴訟においては、この医療水準をどう判断するかが重要な争点となりうるが、少なくとも、診療当時のエビデンスに基づかない過剰診療を行わないことをもって、ただちに注意義務違反とされるようなことはないと考える。

　ただ、医学を勉強する中で強く感じるのは、時間と情報が限られるうえに状況が変化する医療現場において、今から行おうとしている医療行為がエビ

デンスに基づくかどうかを迅速かつ的確に判断するのは、容易なことではないであろうということである。こうした判断をするために、第一に医療者の医学知識の研鑽が欠かせないことはもちろんであるが、過剰な診療を抽出してガイドライン等の形で客観化することもその一助になるのではなかろうか。もっとも、ガイドライン等に記載されたとしても、その記載内容がただちに各事案において注意義務の基準として裁判上認定されるものではないということには留意する必要がある。

　Choosing Wiselyは、上記のような法律上の損害賠償責任の要件との関係のみならず、実際に損害賠償請求がなされるかにも大きく関係しているように思われる。昨今、医療者の説明義務が取り沙汰されることが多いが、説明義務の目的は医療のリスク等の説明を仔細に行うことではなく、その本来の目的は自己決定権の保障にあるといえる。Choosing Wiselyが重要視する対話の促進は、患者と医療者の認識の共有を深めるし、こうした状況では、まさに自己決定権が保障された意思決定がなされるといえよう。このように、本当の意味で自己の意思に基づく決定が行われれば、患者が実際に損害賠償請求を行う可能性は減るものと考えられる（損害賠償責任の法律上の要件を充足しているか否かと、患者が医療者に対して実際に損害賠償請求が行うか否かは別問題である）。しかるに、Choosing Wiselyに基づく対話およびコミュニケーションの促進は、現実的に可能な限り推奨されるべきであろう。

　最後になるが、生じている出来事を前方視的にみる医師の仕事は、生じた出来事を後方視的に見る法曹の仕事に比べて、より大きな精神的負荷がかかるように思われる。そのような状況下で何かをしないという選択をすることは、勇気のいる選択であろうと医学生ながらに感じさせられるし、医師となって実際に患者を前にすると、より強くそのように感じるかもしれない。実際に自分がChoosing Wiselyを実践できるかと問われれば今は大きな不安はあるが、自己の医学知識の研鑽、対話等を通じた患者のEvidence based medicine（EBM）への理解、ガイドライン等における過剰な診療行為の一定程度の客観化などの状況が整えば、個人的な感覚においても法的な意味合いにおいてもChoosing Wiselyをより行いやすくなるのではなかろうか。

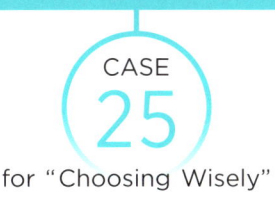

CASE
25

for "Choosing Wisely"

旅行保険に入っていない外国人に対して どこまで検査を行うべきか?

加瀬 早織〔東京医科歯科大学医学部附属病院　初期研修医〕

体験事例：20歳代、男性、外国人旅行者

　　旅行中に腹痛を発症し、徐々に増悪して動けなくなったため救急搬送されて来た。旅行保険には入っていない。

　　私は急性腹症の鑑別を念頭におき身体診察をし、血液検査や画像検査をオーダーした。しかし指導医はそのオーダーを見て「この人は保険に入っていないんだから、検査は慎重に絞らなくてはいけないよ」と言い、オーダーのいくつかを消すように指示した。それらの検査結果を踏まえて指導医は患者に次のように病状説明した。「あなたの病歴や身体所見、検査所見からはこれらの病気が考えられる。恐らくこのまま様子をみても問題ないが、今まで行った検査だけでは最も重篤な疾患を除外することはできない。除外するためにはCT検査を行う必要があるが、医療費は高くなる。あなたはCT検査を希望しますか？」

　　患者は考えた末に、鎮痛剤の点滴を受け、症状が軽快し「この調子なら症状は良くなると思うので、追加の検査はしなくていいです」と答えて帰宅した。

▼

モヤモヤを論点化

● 「この人は保険に入っていないんだから、検査は慎重に絞らなくてはいけないよ」と指導医は言ったが、保険に入っていない旅行者に限らず、誰にでも必要な検査に絞って慎重に検査を選択するべきではないか？　また、保険に入っていないという経済的な理由だけで検査をしない、という判断には問題があるのではないか？

203

- 今回、患者に治療するか選択権を委ねたように、医療者のみでなく患者も臨床における意思決定に加わったほうが、患者を取り巻く環境や患者の意向を反映させた、より患者中心の決定ができるのではないか？
- 患者を交えて意思決定する場合、時間が限られている救急外来でどこまで合意を形成できるのか？

- 検査や治療、処置が必要かどうかについて、患者との対話を開始する機会を逃さないこと

  団体 Choosing Wisely Canada (Canadian Federation of Medical Students)
  原文 Don't miss the opportunity to initiate conversations with patients about whether a test, treatment or procedure is necessary.

推奨の根拠となる文献を読み解く

インターネットや各種メディアを利用できる昨今、患者は医療者とは独立して医学的情報を得ることができ、時に患者は、その情報と患者の価値観に基づいて医学的介入を要求する。医師が医学的に必要でないと判断した介入を患者が望むとき、医師は以下のような理由でその要求を受け入れることがある。すなわち患者–医師間の対立を避け信頼関係を保つため、またその介入が有益でないと説明するより介入した方が時間や手間がかからないため、などの理由である。しかし医師は、①プロフェッショナリズムおよび②社会資源を担う責任性の観点からそれらの介入に必ずしも応じるべきではない。以下それらを説明する。

①プロフェッショナリズム

介入の有無を含めて臨床で生じる判断には様々な価値観が反映されるべきである。中でも患者自身の価値観をもっともよく知るのは医師ではなく患者であるので、患者の自主性は臨床判断に際して重要である。しかし根拠に基づいた医学的見地からその介入による利益を害が上回ると考えられる場合には、医師はその患者の要求を黙認してはならない。患者–医師間の信頼関係は、患者の望みにただ応えることによってではなく互いの自律性を尊重する

ことによって築かれるべきである。

②社会資源を扱う責任性

　医療者は高品質で費用対効果の高い医療を実施すべきである。過剰検査や不必要な介入は、医療に関わる人的・物的・財政的資源の有効利用を妨げ医療行為を管理するうえで障害にもなりうる。医療資源の適切な利用は、社会的資源の節約だけでなく患者個人の利益にもつながるため望ましい。

　これらに基づいて医師が自分の提案を正当化するにあたり診療ガイドラインの提示は時として有効である。互いの自律性を重んじ、臨床判断について患者と医師とで議論するために、医師はEBMの実践と生涯学習に尽力する必要がある。

Brett AS, et al. Addressing requests by patients for nonbeneficial interventions. JAMA 2012; 307 (2): 149-150.

私はこう考える

　今回経験したケースでは、医師が患者に病状を説明したうえで検査の選択肢を提示し、最終的に患者に検査を受けるかどうかの決定権が委ねられていた。これはまさに "Shared Decision Making（SDM）" つまり医師と患者とが対話を行い、協力して意思決定を行った過程であったと考える。

　筆者の経験では、今回のように患者に決定権を委ねるケースは非常に稀であり、少なくともわが国では、医療者間で行ったカンファレンスの結果が、ほぼそのまま患者に適用される臨床的意思決定として採用されている印象がある。しかしChoosing Wiselyのミッションに "promoting conversations between patients and clinicians" と掲げられているように、患者中心性の観点からは、医療現場においてより積極的に医療者と患者とが対話し、意思決定する文化を醸成することが望ましいのではないだろうか。

何が医療者と患者の対話を阻むのか

　まず医療者側の要因として時間がないことが挙げられる。医師は限られた時間の中で病棟患者のマネジメントや外来対応、手術や処置など多くの固定されたスケジュールを完遂しなければならない。その中で、医師としてベス

トだと考える臨床的判断について患者に丁寧に説明し、なおかつ患者の意見を引き出し、両者を踏まえて意思決定するプロセスを踏むことは、場合によっては余計な手間がかかると捉えられるかもしれない。それよりもinformed consentに象徴されるように、医師によって決められた検査・治療を患者に承諾してもらうほうが言ってしまえば楽なのである。

さらに、患者側から医療者に対話を切り出せない要因の1つとして、医師への遠慮があると考える。たとえば筆者が担当したある患者さんは、手術を受ける前に主治医に術式に関する疑問を投げかけた後、こっそりと研修医である筆者に「○○先生に悪いこと言っちゃったかしら…」と相談をもちかけてきた。また医師には相談できないことを看護師には訴える患者さんも多くみられる。そのような状況から、患者は自分の意向や価値観や疑問点を抱えたまま、医師に遠慮して表出できないケースが少なからずあるのではないかと推察する。筆者が患者との対話をする中で、遠慮してしまう原因としてよくあったのは「医学的知識が十分でない素人が口を挟んではいけない」や「医師を信頼していないと思われたくない」という心配が挙げられた。

Shared Decision Makingを促進するにはどうすべきか?

研修医の立場から筆者は3つの策を提案したい。1つは学生・研修医の活用である。多くの場合、学生や研修医は病棟業務に専念でき、患者さんとの対話の時間をより多く持つことができる。さらに専門性が未熟であるがゆえに、患者の立場により近い感覚で共感を示すことができると考える。そのような立場の者が患者と対話することで患者の価値観や意向を知り、医療者として意思決定に参加することができれば、患者にとって満足度の高い決定がなされると考える。

2つめは多職種連携である。看護師との対話やリハビリ中など、医師の関わらない場面で表出される患者のナラティブを医療者間で共有し、臨床的意思決定に反映させることは有用と考える。さらに3つめの策として患者への情報発信がある。患者はより積極的に意思決定に参加してよいという風土を医療現場や一般市民に浸透させることが重要である。Choosing Wiselyはすでに患者向けの推奨をWeb上で掲げている。患者はスマホからいつでもどんな情報にもアクセスできるようになったが、医療者からみて正しい情報が非医療者にとってアクセスが容易ではないことは多々ある。Choosing Wiselyの

患者向けの推奨も必ずしも多くの患者の目に届いているわけではないのが現状であろう。患者がより積極的に医療者との対話を動機付けされるよう、さらなる工夫を凝らして情報発信していく必要があるだろう。

先輩医師はこう考える

押味　貴之（国際医療福祉大学医学部　医学教育統括センター准教授）

　医師が患者との対話に十分な時間を割くことができない日本の医療現場の実情に対し、この考察では「医学生や医師以外の医療職を介して患者の解釈モデルに関する情報を収集し、臨床的意思決定に患者が積極的に参加しやすくなる風土を醸成する」という具体策を提案しています。医学生は医師よりも患者に共感しやすい特性を持つことに加え、患者の解釈モデルに関する情報収集が臨床実習における医学生の役割となることによる主体性の向上という医学教育上の利点を考えると、医学生の活用は優れた提案といえます。また今回の症例のように、患者が外国人の場合には、その解釈モデルが医師の想像の範囲を超える場合も多いので、医療通訳者など患者の文化を理解している者も患者の解釈モデルの情報収集に参加できる環境整備が望ましいでしょう。

　今回のモヤモヤには「保険の種類にかかわらず、検査は必要最小限にするべきだ」というものもありました。今回提示されたChoosing Wisely の推奨の4番目の項目には「検査、治療、手技が不必要だと思われる場合、ためらうことなく指導医に説明を求めるべきである」というものもあります[1]。医療現場では患者だけでなく、研修医や医学生、そしてその他の医療従事者もその立場にかかわらず、自由闊達に意見を述べることができる風土の醸成も重要であることを付け加えておきたいと思います。

1) Don't hesitate to ask for clarification on tests, treatments, or procedures that you believe are unnecessary. (Six Things Medical Students and Trainees Should Question-4).

索 引

欧文索引

荘子 万能（そうし・まの）

平成30年大阪医科大学医学部卒業、南医療生活協同組合 総合病院 南生協病院入職。平成28年2月に医学生有志とChoosing Wisely Japan Student Committeeの立ち上げ。医師・医学生向けポッドキャスト「徳田闘魂道場にようこそ」のMCを務める。愛知医科大学学際的痛みセンター研究員。

小泉 俊三（こいずみ・しゅんぞう）

昭和46年京都大学医学部卒業。昭和50年渡米。Ohio州で外科系1年目研修の後、昭和51年から4年間Yale大学関連のSt. Vincent's医療センター（Connecticut州Bridgeport市）で一般外科研修。研修修了後帰国。昭和55年から天理よろづ相談所病院腹部一般外科勤務（総合診療教育部副部長を兼任）。平成6年から佐賀大学医学部附属病院総合診療部教授。平成23年から現職。米国外科専門医、米国外科学会正会員。

Chooging Wisely Japan Student Committee

2016年2月に京都で開かれたChoosing Wisely Japanの勉強会で、当時の医学生有志数名によって立ち上げられた学生委員会。現在、LINEグループの参加人数は、287人。これまでに自らのChoosing Wiselyリスト作成・学会発表・論文執筆・勉強会開催などの取り組みを行ってきた。

私にとっての"Choosing Wisely"
医学生・研修医・若手医師の"モヤモヤ"から

2019年12月31日　第1版 第1刷 ©

編著者　荘子万能　SOUSHI, Mano
　　　　小泉俊三　KOIZUMI, Syunzo
著　者　Chooging Wisely Japan Student Committee
発行者　宇山閑文
発行所　株式会社金芳堂
　　　　〒606-8425京都市左京区鹿ケ谷西寺ノ前町34番地
　　　　振替 01030-1-15605　電話 075-751-1111（代）
　　　　http://www.kinpodo-pub.co.jp/

組版・装丁　HON DESIGN
印刷・製本　モリモト印刷株式会社

落丁・乱丁本は直接小社へお送りください. お取替え致します.
Printed in Japan　ISBN978-4-7653-1796-2